CHOLÉRA-MORBUS.

OUVRAGES DU MÊME AUTEUR.

La Méthode ovalaire, ou nouvelle méthode pour amputer dans les articulations; avec onze planches lithographiées : in-4°. 1827.

A Paris, chez Mlle Delaunay, libraire, place de l'École de médecine.

Peu après la publication de cet ouvrage, il a été traduit dans plusieurs langues étrangères. Il en existe deux traductions en allemand : la première, donnée par le savant professeur Froriep, a paru à Weimar, en 1828; la seconde vient de paraître à Berlin, sous les auspices du Professeur Graefe; elle est enrichie d'une préface de ce célèbre chirurgien.

Traité élémentaire d'hygiène : un vol. in-8°. 1829.

Cet ouvrage renferme les leçons faites pour les auditeurs des cours industriels de la ville de Metz.

Histoire médicale et topographique du Choléra-morbus : in-8°. 1831. Avec cette épigraphe :

> C'est de quoi j'ai le plus de peur que la peur.
> Montaigne.

Cet ouvrage est orné d'une belle carte indiquant la marche du choléra jusqu'à ce jour.

METZ. IMPRIMERIE DE CH. DOSQUET.

RELATION
HISTORIQUE ET MEDICALE
DE
L'ÉPIDÉMIE DE CHOLÉRA
QUI A RÉGNÉ A BERLIN EN 1831 ;
PAR H. SCOUTETTEN,

Docteur en médecine envoyé à Berlin par l'Intendance sanitaire du département de la Moselle, Professeur agrégé à la Faculté de Strasbourg, Membre titulaire de l'Académie royale de Metz et de la Société des sciences médicales du département de la Moselle ; Membre correspondant de la Société médico – chirurgicale de Berlin, des Sociétés des sciences naturelles de Leipsig et de Francfort-sur-le-Mein, de l'Académie des sciences, inscriptions et belles-lettres de Toulouse, de la Société médicale d'émulation de Paris, de la Société des sciences, agriculture et arts du Bas-Rhin, de la Société d'agriculture, sciences et arts de Lille, de la Société philosophico-médicale de Wurtzbourg.

AVEC PLANCHE.

Vidi.

A PARIS,
CHEZ J.-B. BAILLIÈRE, LIBRAIRE,
RUE DE L'ÉCOLE DE MÉDECINE, N° 13 BIS.

A LONDRES,
MÊME MAISON, 219 REGENT-STREET.

1832.

A Messieurs

Le Baron Desgenettes,

Commandeur de la légion d'honneur, Professeur
à la Faculté de médecine de Paris ;

Le Baron Larrey,

Commandeur de la légion d'honneur, Membre
de l'Institut,

et

Fauché,

Commandeur de la légion d'honneur ;

Membres du Conseil de santé des armées.

Hommage respectueux,

H. Scoutetten.

AVANT-PROPOS.

Au mois de septembre 1831, le choléra venait d'éclater dans Berlin; l'effroi qu'inspirait ce terrible fléau agitait vivement l'Allemagne, et répandait en France de sérieuses alarmes.

L'autorité, redoutant le danger, prescrivit aussitôt des mesures sanitaires sévères et nombreuses, et ordonna, le 16 août, l'établissement d'intendances sanitaires dans vingt départemens frontières.

L'Intendance sanitaire du département de la Moselle, comprenant l'importance de sa position, s'occupa sur-le-champ, et avec le plus grand zèle, des intérêts de la santé publique.

Le 17 septembre, j'eus l'honneur de lui faire la proposition d'envoyer à Berlin un médecin, pour y étudier les caractères du choléra, ainsi que les moyens curatifs à lui opposer, et qui reviendrait ensuite offrir à ses concitoyens une expérience toute faite, pour le cas où la maladie étendrait ses ravages jusques dans notre contrée.

Cette pensée fut adoptée, et je fus chargé, conjointement avec M. Fél. Maréchal, de remplir cette périlleuse mission.

L'Intendance prenait sa décision le 20 septembre; le 21 nous étions partis.

A notre arrivée dans la capitale de la Prusse, nous fûmes accueillis avec empressement par les médecins les plus recommandables : ils m'offrirent tout ce qui pouvait concourir au succès de ma mission, et leur bienveillance a souvent prévenu mes désirs. Au moment de mon départ, M. l'ambassadeur de France a bien voulu, sur ma demande, adresser aux médecins en chef des hôpitaux où j'ai fait mes principales recherches, une lettre de remercîment pour l'obligeant accueil que j'en avais reçu. Il m'est agréable, aujourd'hui, de remercier moi-même, publiquement, le savant et illustre professeur Graefe, dont l'affable réception serait déjà un titre à ma reconnaissance, si je ne la lui devais pour l'honneur qu'il m'a fait en attachant son nom à la traduction de mon ouvrage sur les amputations, et en approuvant, de toute la puissance de son autorité, cette nouvelle méthode d'amputer.

C'est aussi avec empressement que je cite les noms de MM. Dieffenbach, Hecker, Casper, Romberg, Bœhr, Barez. Ces hommes distingués m'ont prouvé, par leur aménité, que le véritable esprit national du médecin, c'est l'amour de l'humanité.

Mon voyage m'a offert l'heureuse occasion de visiter les illustrations médicales et les plus riches collections anatomiques de l'Allemagne.

A Francfort, j'ai revu avec plaisir, et profit pour mon instruction, le précieux cabinet de S. T. Sœmmering : parmi les choses remarquables qu'il renferme, se trouvent toutes les préparations de l'oreille et de l'œil, d'après lesquelles ont été faites les belles planches qui ornent les ouvrages publiés sur ces organes, par ce savant anatomiste. En 1828, lorsque je visitais les universités de l'Allemagne méridionale, j'avais eu le bonheur d'être accueilli par ce vénérable vieillard que la mort devait bientôt frapper; lui-même me montra, comme une des curiosités de son cabinet, la tête du fameux Paracelse. A mon arrivée, la ville retentissait encore des fêtes que le sénat de Francfort venait de lui donner: cinquante ans de professorat, les immenses services rendus aux sciences, et surtout la profonde estime dont ses concitoyens l'entouraient, avaient mérité à Sœmmering ces hommages publics. Espérons qu'un jour, en France, il y aura aussi des ovations pour le talent et la vertu.

L'université d'Iéna est inférieure, pour la médecine, à la plus faible de nos écoles secondaires. Vingt-cinq ou trente élèves, au plus, la fréquentent chaque année : il n'y a rien de remarquable. L'université de Leipzig laisse beaucoup à désirer; on commence à y former un cabinet d'anatomie. C'est à Halle que vivent le savant Meckel et l'illustre Sprengel, dont l'immense érudition a étonné toute la France.

Le cabinet de Meckel est d'une richesse immense : il faut toute la patience et le dévouement d'un savant de l'Allemagne, pour obtenir seul d'aussi prodigieux résultats.

Le cabinet d'anatomie de Berlin est probablement le plus riche de tous ceux qui existent dans le monde; c'est là que sont conservées les fameuses préparations de G. Walter, que le roi de Prusse acheta près de quatre cent mille francs; c'est là que se trouve encore une collection unique de fœtus monstrueux, et des injections merveilleuses qui surpassent ce que Ruysch a fait de plus remarquable. C'est au talent et à l'habileté du savant Rudolphi et de M. Schlemm, que sont dues ces étonnantes préparations. Ce dernier anatomiste a injecté les artères de la tête avec un tel bonheur, que tous les tissus ne semblent formés que par des vaisseaux sanguins (1).

Les collections d'histoire naturelle ne sont pas moins riches que le cabinet d'anatomie; il paraît même que la collection des poissons l'emporte sur celle de Paris, car le conservateur, M. Lichtenstein, a confié à M. Valenciennes 600 espèces qu'il doit décrire dans l'ouvrage qu'il publie avec M. Cuvier.

Nous nous rappellerons toujours avec plaisir la réception amicale que nous a faite, à Weimar, le savant professeur Froriep. Nous avons vu, dans le cabinet de ce médecin, un monstre triple; phénomène extraordinaire et peut-être unique : c'est un agneau venu à terme, ayant trois têtes et six pattes de derrière; les trois colonnes vertébrales sont isolées dans presque toute leur longueur, elles ne se réunissent que vers le bassin; des trois têtes, deux sont accolées ensemble; une seule est complettement isolée.

---

(1) Cette étonnante préparation a exigé de son auteur dix mois de travail et de patience. M. Schlemm a publié, pour cette pièce d'anatomie, un ouvrage intitulé : *Arteriarum capitis super-ficialium icon nova.* — Berolini, 1830.

Il existe trois dessins de ce monstre; mais M. Froriep ne les a pas encore publiés.

En traversant le royaume de Hanovre, nous nous arrêtâmes à Gœttingue, pour avoir l'honneur de saluer le célèbre chirurgien Langenbeck, et le vénérable professeur Blumenbach, le doyen des médecins et des naturalistes de l'Allemagne. Cet illustre savant est parvenu à obtenir des exemplaires de têtes de tous les peuples et variétés de peuple de la terre; il a fallu plus de cinquante ans de recherches et de travaux pour completter cette étonnante réunion.

Le professeur Blumenbach possède encore une collection intéressante et digne de l'attention des philosophes et des naturalistes; c'est une petite bibliothèque d'ouvrages écrits par des nègres : ils sont en Anglais ou en Hollandais; il s'y trouve un poème anglais, écrit par une négresse.

Mille souvenirs me pressent encore, et je me laisserais entraîner bien loin, si je voulais dire tout ce qu'il y a de talent et de richesse scientifique dans cette Allemagne, jusqu'ici trop peu connue.

Que ne puis-je, surtout, raconter mes émotions en voyant les champs illustrés par la valeur de nos armées ! Je voudrais décrire ce tombeau élevé sur les bords de l'Elster, à la plus noble des infortunes, au courageux et fidèle Poniatowski; je parlerais de cette simple pierre, placée près de Lutzen, au lieu même où Gustave-Adolphe, le petit-fils de Gustave Wasa, vint mourir, frappé par le fer autrichien. Et n'est-ce point aussi dans cette plaine célèbre, que se trouvent encore les ossemens blanchis de nos frères, luttant contre les efforts réunis des puissances du Nord !

Au souvenir de tant de gloire et de malheur, le voyageur sent son âme triste et abattue, il jette un regard en arrière, et passe en gémissant.

Combien encore je voudrais dire tout ce qu'il y a de grandeur sauvage dans ce château de Wartbourg, élevé sur un roc immense, et surmontant les vastes forêts qui l'entourent. C'est là que vécut Luther, comme pour dominer la Saxe et toute l'Allemagne, qu'il devait bientôt arracher au joug de la cour de Rome.

Mais, de tous mes souvenirs, le plus cher, c'est d'avoir eu l'honneur d'être reçu par l'immortel Goethe ; je place cette circonstance au nombre des évènemens les plus heureux de mon voyage,

RELATION

HISTORIQUE ET MÉDICALE

DE L'ÉPIDÉMIE DE CHOLÉRA

QUI A RÉGNÉ A BERLIN.

DE toutes les épidémies de choléra qui ont éclaté dans les différentes villes du nord de l'Europe, nous pensons qu'il n'en est point de plus importante pour la science que celle qui s'est développée dans la capitale de la Prusse au mois de septembre 1831.

Ce n'est qu'alors que les médecins ont pu se livrer, sans entraves et sans dangers, aux recherches d'anatomie-pathologique, et opposer aux accidens de la maladie les ressources qu'offre abondamment à la médecine une ville riche et civilisée. Antérieurement, c'était impossible. On sait à quels périls les médecins étaient exposés en Russie; plusieurs ont payé de leur vie leur zèle et leur dévouement à l'humanité et à la science.

En Pologne, les obstacles n'étaient pas moins grands; les malheurs de la guerre rendaient les secours difficiles, et les malades manquaient souvent des choses les plus nécessaires : le choléra, d'ailleurs, était, de tous les maux qui désolaient

Varsovie, l'un des moins fâcheux. Et lors même que ces maux n'eussent point existé, que pouvait la médecine contre une peste qui sévit sur un peuple plongé dans la misère, et qui n'a pas même l'usage des lits?

Que l'on veuille bien comparer les documens que nous présentons avec ceux qui ont paru, et peut-être trouvera-t-on que, s'ils n'ont pas le mérite d'être plus habilement exposés, ils ont au moins l'avantage d'être plus complets et plus positifs.

Histoire générale de l'épidémie.

Avant l'apparition du choléra dans la capitale de la Prusse, les médecins avaient remarqué que les affections de l'abdomen s'étaient multipliées; les coliques, les diarrhées, les indigestions survenaient chez un grand nombre de personnes, sans qu'on pût en découvrir la cause dans des imprudences ou des excès. La plupart des médecins attribuaient ces accidens à l'influence de l'été, qui fut chaud, humide, et remarquable par l'absence complète d'orage. Une circonstance insolite contribuait encore à augmenter l'humidité de l'atmosphère: c'était le débordement des eaux de la Sprée, débordement plusieurs fois renouvelé, sans qu'on ait pu en expliquer suffisamment les causes. Le Professeur Græfe l'attribue à la fonte des glaces, qui se serait opérée au pôle nord. Ces

inondations spontanées se sont présentées presque
en même temps en Russie, en Pologne et dans
une partie de la Prusse. C'est sur cette coïncidence,
que le célèbre professeur de Berlin fonde son
opinion.

Au mois de juillet 1831, les affections de l'abdomen prirent un caractère plus grave : des cho-
léras sporadiques se montrèrent en assez grand
nombre. M. Stosch, médecin du Prince royal
de Prusse, m'assura que la maladie présentait
alors les mêmes symptômes que ceux qui ont été
observés dans le choléra épidémique ; cependant
ils avaient moins d'intensité, et les malades ne
mouraient que fort rarement.

Tous ces signes du choléra, et plus encore la
marche progressive de la maladie, qui, après avoir
traversé le premier cordon sanitaire, venait de
franchir l'Oder en dépit des obstacles qu'on prétendait lui opposer ; ces signes, disons-nous, alar-
mèrent l'autorité, et sur-le-champ elle s'occupa
activement de tous les moyens propres à prévenir
ou à combattre la maladie.

Le 5 juin, le Roi de Prusse ordonna la formation, à Berlin, d'un comité sanitaire supérieur, qui,
sous la direction du général Tippelskirch et du président de Bassewitz, devait employer les moyens
propres à empêcher le développement de la
maladie, et prendre les mesures nécessaires pour
s'opposer à sa propagation, si, malgré toutes les
précautions, elle venait à éclater dans la ville.

(4)

Ce comité était composé de vingt membres, parmi lesquels se trouvaient cinq médecins.

Le 10 juin, parut un *avis sur les moyens préservatifs et curatifs du choléra* (1).

Cet écrit officiel, ainsi que ceux qui lui succédèrent, est empreint de l'idée de contagion. Toutes les mesures conseillées et adoptées sont sous l'influence de cette pensée. Les soins les plus minutieux, les recommandations les plus pressantes, les punitions les plus graves devenaient les conséquences nécessaires de ce système. Toutes furent admises sans restriction.

On déclarait qu'une maison infectée serait aussitôt cernée; que les hommes sains et malades, de cette maison, seraient également séquestrés; que toute communication extérieure serait interdite; que des valets de ville porteraient la nourriture aux prisonniers; enfin qu'on devait tuer les chats et les chiens, et que les volailles auraient les aîles coupées. La sévérité fut poussée si loin, qu'on devait cerner des rues entières, si plusieurs maisons étaient infectées. Tous les habitans se trouvaient ainsi condamnés à vivre au milieu des morts et des mourans, jusqu'à l'extinction complète de la maladie. Ces réglemens

---

(1) *Bekantmachung*, etc. Cette pièce, ainsi que toutes celles que nous signalerons bientôt par une *, sont déposées dans les archives de l'Intendance sanitaire du département de la Moselle.

n'étaient que la répétition des mesures funestes exécutées à Dantzig.

Un second écrit, publié le 28 juin, signalait encore de nouvelles précautions, non moins effrayantes que celles qui avaient été indiquées par la première ordonnance (1).

Dans cet écrit, on fait connaître que chaque malade, pour être transporté à l'hôpital, sera escorté de deux soldats et d'un agent de police; qu'un homme, agitant une sonnette, précédera de dix pas, et qu'à ce signal chacun doit fuir. Les enterremens devaient se faire à-peu-près de la même manière; un local particulier fut destiné à recevoir les morts. Les vêtemens des porteurs de malades devaient être de longues robes en toile cirée, garnies d'un capuchon et d'un masque de même étoffe, percé de trous pour les yeux et les narines.

Toutes ces mesures jetèrent l'effroi dans la population; chacun se crut une victime désignée par la maladie, ou sacrifiée aux mesures qu'on prenait contre elle : le mal de la peur, non moins redoutable peut-être que le mal réel, devint ainsi l'un des auxiliaires les plus actifs du choléra.

Enfin le choléra éclate le 30 août 1831. La terreur s'empare des esprits : on s'enferme, on

---

(1) *Voyez* * *Vorlœufige Bestimmungen*, etc., c'est-à-dire, Indications provisoires pour le cas d'invasion du choléra dans Berlin.

s'isole; des provisions étaient faites et amassées dans beaucoup de maisons; on veut vivre comme dans une ville en état de siége. La fréquentation des églises, des spectacles est suspendue; tous les lieux publics sont fermés.

Cette frayeur ne fut pas de longue durée : on s'attendait aux plus grands désastres, et la mortalité se montrait très-faible; chacun se croyait menacé, et cependant, à très-peu d'exceptions près, les malheureux plongés dans la misère et l'abrutissement, succombaient seuls. On avait cru la maladie éminemment contagieuse, et des preuves contraires se présentaient chaque jour. En présence de tous ces faits, la confiance renaît, les communications se rétablissent, les églises s'ouvrent, les théâtres sont fréquentés, et, d'un excès de frayeur, on passa souvent à la témérité.

Telle était la position de Berlin à mon arrivée, le 1er octobre 1831. La ville était calme, les relations renouées, les habitudes reprenaient leur cours et leur empire, et l'étranger qui aurait ignoré l'existence du choléra, n'aurait pu soupçonner que ce fléau exerçait ses ravages dans la capitale de la Prusse.

Toutefois, la maladie n'était point une fiction, et le médecin observateur acquérait bientôt la triste preuve que le choléra sévissait avec une redoutable activité sur une partie de la population. Les hôpitaux, en rassemblant les victimes du choléra , présentaient l'affligeant spectacle de familles entières en proie aux douleurs de la maladie, et succombant souvent avec une effrayante rapidité. Alors il reconnaissait que si l'imagination avait exagéré le danger, elle n'avait pas dépassé la réalité, en se représentant, sous les plus sombres couleurs, les symptômes de la maladie.

Malgré la légèreté avec laquelle une grande partie du peuple traitait le choléra, un assez grand nombre de personnes avaient modifié leur régime et leurs habitudes. Le souper était généralement aboli; le vin blanc était remplacé par le vin rouge; la choucroute, les concombres, la salade ne paraissaient plus sur les tables; on évitait les alimens d'une digestion difficile; on prenait des précautions contre le froid; beaucoup de personnes, contrairement à leurs habitudes, fumaient, dans la persuasion que le tabac était utile contre le choléra. L'autorité, ne voulant pas combattre ce préjugé, avait même permis qu'on fumât dans la rue, chose autrefois défendue et punie.

Le peuple, toujours imprévoyant, et surtout peu soucieux de son existence, ne prenait aucune précaution : l'ivrognerie ne recula pas devant la crainte de la mort. Loin de croire au danger qui le menaçait, le peuple, au début de la maladie, s'assemblait devant les maisons où le choléra se déclarait, et, plusieurs fois, il fit arrêter les paniers dans lesquels on transportait lés malades, pour voir quelle était leur physionomie. La disposition des esprits, et surtout le caractère mieux connu de la maladie, fit bientôt sentir à l'autorité que les ordonnances publiées ne pourraient pas recevoir leur application, et que la plupart des moyens recommandés étaient contraires à l'intérêt des citoyens, et nuisibles à l'état sanitaire de la ville.

Toutes les dispositions vexatoires furent supprimées, et l'on ne mit en vigueur que les mesures suivantes :

Organisation sanitaire de la ville de Berlin.

1° Le comité supérieur organise, le 20 du mois d'août, une commission sanitaire centrale de la ville de Berlin. Cette commission se compose de militaires, d'employés de police, de médecins et de membres de la municipalité; elle est présidée par le président de la police.

Cette commission centrale dirige, en général, tout ce qui est relatif aux moyens répressifs du choléra; elle surveille les commissions particulières dont il va être parlé; elle s'occupe des besoins des hôpitaux; elle choisit et nomme les gardes-malades, dont la présentation est faite par les commissions particulières.

2° La ville est divisée en soixante-une sections, et, dans chaque section, on forme une commission spéciale.

Ces commissions sont composées d'un médecin, d'un commissaire de police, et de bourgeois notables, dont le nombre varie depuis 15 jusqu'à 80, selon la population du quartier et la bonne volonté des citoyens.

Outre ces commissions, il y a dans chaque section plusieurs médecins et chirurgiens chargés de surveiller l'état sanitaire des individus de la section; ils doivent donner des soins aux malades qui les réclament, et ils sont tenus de faire connaître à la commission le nombre des malades qu'ils traitent du choléra.

Ces commissions spéciales ont fait spontanément des quêtes dans leur quartier, afin de se procurer les fonds nécessaires pour monter des hôpitaux sectionnaires et subvenir aux besoins des pauvres. Dans les sections où les quêtes n'ont pu suffire pour atteindre le but proposé, la commission centrale a fourni l'argent nécessaire.

Ainsi, dans chaque section existe un petit hôpital, où l'on peut recevoir cinq, six, et quelquefois jusqu'à dix malades; ces hôpitaux sont bien organisés et tenus avec une grande propreté. Tous les citoyens de la section ont le droit, lorsqu'ils ne veulent pas être traités chez eux, d'entrer dans un de ces hôpitaux.

La ville de Berlin renferme, outre ces hôpitaux sectionnaires, cinq grands hôpitaux destinés à recevoir tous les malades. Ces hôpitaux ont été placés dans différens quartiers de la ville : trois sont situés aux extrémités, l'un est dans le centre, et le cinquième est hors de Berlin. Dans l'hôpital dirigé par M. Thümel, on a réservé une chambre pour y faire traiter les malades par la méthode homœopathique : ce soin est confié au docteur Stieler; mais le traitement n'a pas été mis en usage pendant notre séjour à Berlin.

Les commissions spéciales se sont activement occupées de l'amélioration physique des classes pauvres; elles ont fait distribuer un grand nombre de bas et de chaussettes en laine, des souliers, des sabots, des couvertures et de la paille. Dans la première quinzaine d'octobre, on a organisé cinq établissemens où sont délivrées des soupes nourrissantes et économiques; chaque soupe coûte un silbergrochen (un peu plus de deux sous). On distribuait tous les jours cinq mille portions; un grand nombre de ces soupes a été donné gratuitement.

Ces établissemens ont été fondés et sont alimentés par des dons volontaires; le Roi de Prusse a souscrit pour mille thalers par mois (3700 f.).

Les membres des commissions spéciales ont chacun des obligations particulières à remplir. Le médecin est tenu de se présenter deux fois par jour au bureau de la commission, et d'y rester une heure au moins; ce bureau est établi dans l'hôpital même, l'on y a choisi une chambre

particulière. Le médecin est encore obligé d'indiquer des heures de la journée, où toutes les
personnes du quartier peuvent le voir et le consulter chez lui.

Le commissaire de police est chargé de surveiller les mesures adoptées par la commission
centrale et la commission particulière à laquelle
il appartient. Ce commissaire a le droit de signer
un billet de réception dans un hôpital, lorsque
le malade est un étranger habitant momentanément le quartier.

Les autres membres de la commission veillent
à la juste distribution des fonds; ils règlent toutes
les affaires administratives; l'un d'eux reste toujours en permanence, afin de faire délivrer de
suite les secours qu'on pourrait réclamer.

Dans chaque hôpital se trouvent des gardes-
malades, des porteurs et des gardes-sentinelles;
tous sont à la disposition des membres de la
commission.

3° Tous les citoyens sont tenus de faire connaître aux commissions spéciales l'existence des
personnes malades du choléra.

Ces commissions, à leur tour, font tous les
jours un rapport à la commission générale, pour
lui signaler le nombre de personnes malades,
mortes ou guéries, de leur quartier.

4° Dès qu'un malade existe dans une maison,
l'un des membres de la commission spéciale doit

s'y rendre sur-le-champ, pour s'informer si la personne peut se soigner chez elle, ou si elle veut se rendre à l'hôpital.

Dans le premier cas, le malade choisit le médecin qui lui convient; les soins du membre de la commission se bornent alors à procurer le plus tôt possible les secours nécessaires, tels que bain de vapeurs, brosses et autres objets propres à réchauffer le malade.

Le membre de la commission s'informe encore des personnes qui ont été en contact avec le malade, et il les séquestre sur-le-champ, afin de leur faire subir une quarantaine de cinq jours. Il fait appeler un garde-sentinelle, qu'il charge d'empêcher toute communication au dehors.

Ce garde est toujours placé à la porte de l'appartement, et non pas de la chambre; il en résulte que toutes les personnes logées aux étages inférieurs à celui où existe le malade peuvent sortir et vaquer à leurs affaires, tandis qu'elles sont toutes emprisonnées lorsque le malade loge au rez-de-chaussée.

Lorsqu'au contraire le malade veut être transporté à l'hôpital, le membre de la commission fait venir des porteurs, et ils conduisent le malade à l'hôpital, après que le médecin a déclaré que la maladie est bien le choléra, et que le transport n'offre point d'inconvénient.

Les moyens de transport sont un panier d'osier,

long de six pieds, garni à l'intérieur d'une toile cirée, et contenant un petit matelas, un oreiller, et une couverture de laine; il est fermé par un couvercle muni d'une cheminée carrée, de quatre pouces de diamètre, et qui correspond à la bouche du malade. Les porteurs, au nombre de quatre, sont revêtus ordinairement d'une capote de toile grise.

5° Lorsque les appartemens d'une maison particulière ne permettent pas de maintenir exactement la quarantaine, on fait transporter dans un lazaret spécial les personnes suspectes. Ces lazarets sont placés à côté des hôpitaux; ils reçoivent encore les convalescens du choléra, qui doivent aussi, après la guérison complète de la maladie, faire cinq jours de quarantaine.

Lorsqu'une personne étrangère à la ville de Berlin tombe malade du choléra, elle reçoit à sa sortie du lazaret un certificat qui lui sert de passeport, et qui indique son signalement, le lieu d'où elle vient, celui où elle va, la durée de sa quarantaine.

6° Le 22 septembre, la commission centrale a établi quatre maisons de désinfection. Ce sont de vastes locaux où l'on apporte les effets et toutes les marchandises qu'on veut faire sortir de Berlin.

Le chlore est le corps mis en usage pour la désinfection. On exige, pour cette opération, une légère rétribution, qui sert à couvrir les frais.

Les ballots, malles, ou paquets désinfectés sont marqués d'un cachet en cire destiné à cet usage, et l'on délivre un certificat attestant le nombre et la nature des objets désinfectés : une instruction publiée à cette occasion, indique toutes les mesures qui doivent être prises.

Si un voyageur voulait quitter la ville, sans faire désinfecter ses effets, la poste ne les recevrait pas.

La commission centrale a encore fait paraître des instructions pour opérer la désinfection des locaux où existent des fabriques, des magasins et des boutiques ; le principal agent désinfectant est toujours le chlore (1).

7° Après qu'un malade a été traité dans son appartement, on doit opérer la désinfection du local. La désinfection a lieu sur la demandé du propriétaire, ou par ordre de l'autorité, lorsque la négligence apporte trop de lenteur. L'opération terminée, l'autorité délivre un certificat qui fait connaître avec exactitude le numéro de la maison, la grandeur, le nombre des chambres, et les objets désinfectés.

---

(1) Toutes les instructions publiées sur l'application de ces mesures, sont déposées dans les archives de l'Intendance sanitaire du département de la Moselle.

Précautions prises dans les lieux publics.

Temples. — On n'a pris aucune autre précaution, que d'ouvrir souvent les portes, et d'établir des courans d'air, quand c'était possible.

Théâtres. — Dans tous les théâtres de Berlin, on a préparé une chambre où sont disposés les moyens propres à combattre le choléra ; ainsi on y a placé un lit, un appareil à vapeur toujours prêt à fonctionner, différens objets destinés à faire des frictions et à ranimer la chaleur du malade.

Tous les jours, lorsque la salle est vide, on la désinfecte avec le chlore, et le soir, pendant la représentation, on brûle du vinaigre fort dans des cassolettes.

Prisons. — On a désigné, dans chaque prison, cinq chambres destinées à faire subir une quarantaine à tous les individus arrêtés. La quarantaine durant cinq jours, une chambre nouvelle est occupée chaque jour. Si la maladie se déclare pendant la quarantaine, toutes les personnes arrêtées et enfermées dans la même chambre en recommencent une nouvelle.

Les communications avec les étrangers sont sévèrement défendues.

Précautions prises par les citoyens.

Le plus grand nombre des citoyens prenait peu de précautions contre le choléra ; cependant quelques-uns avaient adopté toutes les mesures qui leur avaient été indiquées comme propres à éloigner la maladie.

Dans quelques maisons, c'était des vapeurs de chlore; plus fréquemment on employait le vinaigre, qu'on faisait brûler dans des cassolettes; dans plusieurs magasins, on jetait les monnaies dans l'eau chlorurée; d'autres fois, on répandait des odeurs fortes et pénétrantes, on brûlait de la cascarille, de la cannelle, du santal, etc. Un jour, en entrant dans un magasin de pelleteries, il nous a fallu, pour respirer, laisser la porte ouverte, tant l'odeur des aromates qu'on y avait brûlés était insupportable.

Nous avons déjà indiqué les modifications introduites dans les repas et la nature des alimens : on a vu qu'elles se bornaient à éviter toutes les substances indigestes.

Précautions prises pour conserver la santé des troupes.

La commission sanitaire centrale ayant fait connaître, dans une de ses publications, qu'il était avantageux de porter sur le ventre une ceinture de laine, le Roi de Prusse a aussitôt déclaré qu'il ferait don de cette ceinture aux soldats de toutes les garnisons où le choléra éclaterait; il a encore contribué pour une somme d'argent assez forte, à l'amélioration de la nourriture des troupes.

Tous les soldats sont forcés de porter la ceinture de flanelle; l'on s'assure de leur obéissance par des visites fréquentes.

Outre ces précautions, le prince Charles de Mecklembourg, général en chef de la garde, a fait paraître un ordre du jour, renfermant de sages recommandations, et prescrivant des mesures hygiéniques qui paraissent avoir produit de très-heureux résultats. Voici les principales dispositions de cet ordre:

1° Tous les militaires ne doivent être conduits à l'exercice que lorsque le froid des nuits est dissipé; si le temps est froid et humide, l'exercice n'a pas lieu.

2° Les troupes ne doivent jamais être conduites à l'exercice avant d'avoir mangé la soupe.

3° L'heure du dîner est maintenue; une commission spéciale a été nommée pour veiller avec grand soin à ce que les alimens et les boissons fussent de bonne qualité.

4° Le soir, les soldats reçoivent encore une soupe (la soupe du matin et celle du soir sont de supplément; l'on a retranché une faible partie de la solde, pour couvrir ces frais).

5° Dès que le soleil est couché, on ferme la porte de la caserne; personne n'en peut plus sortir.

6° Dans chaque caserne sont déposés tous les objets nécessaires pour donner les premiers secours.

7° Aussitôt qu'un militaire tombe malade, la

porte de la caserne est fermée; on sonne la trompette, où l'on bat le tambour, afin que tous les soldats renfermés dans la caserne se rendent sur-le-champ dans leurs chambres.

8° Dès qu'on a rappelé trois fois, tous les soldats doivent être dans leurs chambres respectives; on punit ceux qui n'exécutent pas cet ordre.

9° Les soldats hors de la caserne au moment du rappel, n'ont pas la permission de rentrer avant que tout ce qui concerne le malade n'ait été réglé.

Toutes ces précautions sont prises pour qu'on puisse connaître sur-le-champ quels sont les hommes qui ont été en contact avec le malade.

10° Tous les hommes qui, dans la journée, ont eu quelque rapport avec le malade, sont séquestrés et tenus de faire une quarantaine de cinq jours.

11.° Le soldat malade est conduit sur-le-champ dans l'un des quatre hôpitaux établis pour les militaires; ce sont ses camarades de chambrée qui le transportent.

12° Tous les chefs sont tenus de donner l'exemple du dévouement envers les malheureux atteints de choléra.

Ces mesures ont été suivies d'un succès presque complet ; sur une garnison d'environ 12,000 hommes, il n'y a eu que 35 militaires malades, 18 ont été guéris, et 17 sont morts. Il est à remarquer que tous ces malades ne venaient, à ce qu'on nous a assuré, que de la caserne d'Alexandre, située non loin des bords de la Sprée.

Invasion du choléra à Berlin.

L'Oder franchi, le cordon sanitaire dépassé, le choléra ne trouvait plus d'obstacles à sa marche sur Berlin. Chaque jour il pouvait éclater; cette crainte faisait admettre la présence du mal avant qu'il n'existât, mais le mal réel ne pouvait plus tarder à paraître.

Dans la nuit du 29 août 1831, à deux heures et demie, le batelier Jean Wegener meurt sur un bateau chargé de tourbe, près de Charlottembourg, avec les symptômes du choléra (1). Voici quelques circonstances qui ont précédé sa mort : douze jours auparavant, il avait été de Berlin à Linum pour charger de la tourbe; cet homme, d'après la déposition du garçon batelier, était indisposé depuis six semaines; il éprouvait des douleurs dans l'abdomen; il avait eu plusieurs fois la diarrhée et des vomissemens, et, pendant le chargement de la tourbe, il s'était rendu à Oranienbourg pour consulter un médecin. Cependant il continua à se livrer, comme à l'ordinaire,

----

(1) Ces documens sur l'invasion de la maladie ont été insérés dans le journal publié par M. le docteur Casper : *Berliner Cholera-Zeitung, n° 1.*

à ses occupations sur le bateau, jusqu'au soir qui a précédé sa mort; toutefois, dans la journée, il s'était plaint d'un abattement particulier, qui le força de se mettre au lit à six heures du soir. Bientôt après, les vomissemens et la diarrhée survinrent et furent si violens, que le garçon se vit forcé de réclamer les secours de la médecine. A onze heures du soir, les médecins Friedheim et Grune, appelés près du malade, le trouvèrent couvert d'une sueur froide et visqueuse, l'œil hagard, enfoncé dans l'orbite et entouré d'un cercle brunâtre, les articulations froides, des crampes dans les mollets, la peau des doigts plissée, la langue froide, la respiration difficile, l'abdomen douloureux, la voix éteinte, le pouls très-faible au bras droit, insensible au bras gauche; le malade, au milieu de ces symptômes alarmans, conservait pleine connaissance; il mourut peu d'heures après.

Les médecins trouvant beaucoup d'analogie entre cette maladie et les symptômes attribués au choléra, crurent devoir faire leur déclaration aux autorités locales. Les docteurs Barez et Eck furent envoyés, le matin même, à Charlottembourg, pour examiner toutes les circonstances qui avaient précédé la mort, et faire l'autopsie du cadavre.

Dans leur rapport, les docteurs notèrent, comme faits principaux, l'existence de taches marbrées sur plusieurs parties du cadavre, des rides sur la peau des doigts, les intestins colorés en rouge dans plusieurs parties. Point de matières fécales, mais une grande quantité de liquide semblable à du petit-lait. La vessie contractée; les poumons remplis de sang; les différentes cavités du cœur et les grosses artères en contenaient beaucoup; il était de couleur rouge cerise, et non coagulé.

Ces recherches étant faites, les médecins crurent reconnaître dans les altérations des organes une nouvelle preuve de l'existence du choléra asiatique. En conséquence, toutes les mesures de sûreté furent prises par les autorités. Le bateau du mort, et un autre appartenant à un homme qui s'était rendu dans la nuit près du malade, furent cernés; un troisième bateau, qui ne s'était approché du bateau suspect qu'à la distance de huit pas, ne put naviguer librement pour Berlin qu'après une purification préalable. Le même jour, l'autorité prit encore des mesures pour interrompre la navigation sur la Sprée, entre Berlin et Spandau, et pour soumettre à la quarantaine les bateliers qui se trouvaient dans l'intervalle des limites.

Cependant, le 30 août, à deux heures de la nuit, le batelier Jean-Chrétien Mater meurt sur un bateau, près de la digue Schiffbauer, devant la maison n° 13, à Berlin, après une maladie de huit heures, dont les symptômes firent soupçonner le choléra.

D'après les informations recueillies, les circonstances suivantes précédèrent le décès.

Mater, batelier de Magdebourg, se trouvant à Berlin depuis huit jours, s'arrête, le 29 août, aux environs du pont de Schleusen; il mange des prunes et boit ensuite de la bière; des coliques s'étant fait sentir, il avale de l'eau-de-vie : ce même jour, Mater avait fait un travail pénible; au rapport de témoins oculaires, il avait l'air bien portant, il était gai et avait beaucoup ri; il sortit du bateau, et y revint en bonne santé. Vers le soir, Mater devint silencieux, et, à six heures, les vomissemens et les évacuations commencèrent subitement. Le malade fut porté dans la cabine du bateau; il avait les mains froides, la respiration difficile, des bourdonnemens dans les oreilles, des étourdissemens; il était persuadé qu'il mourrait bientôt. Un médecin, amené à neuf heures du soir, trouva le malade en transpiration, et tranquille dans son lit; les évacuations avaient cessé, l'oppression durait encore, le pouls était faible et un peu fréquent, la langue saburrale; des tiraillemens se faisaient sentir dans tout le côté gauche, jusqu'au genou. Le malade reçut un vomitif, il vomit plusieurs fois, et mourut peu de temps après.

L'autopsie cadavérique faite le même jour, 30 août, par le docteur Ratorp, en présence de plusieurs médecins, offrit des altérations analogues à celles trouvées chez le batelier Vegener. Le docteur Ratorp fut d'avis que Mater était mort du choléra. L'autorité prit de suite des mesures pour l'enterrement du cadavre, pour la séquestration du bateau et des personnes qui l'habitaient.

Bientôt après, le médecin Ratorp donna avis que, dans la maison n° 5, près du pont de Schleusen, un cordonnier, nommé Radack, était mort le 30 août, à deux heures de l'après-midi, avec les symptômes du choléra.

On s'occupa de l'autopsie ; elle fournit les mêmes résultats que les précédentes.

Les rapports sur les deux derniers accidens furent adressés par le président de la police à la commission sanitaire de Berlin, qui arrêta, le 31 août, que les médecins, membres du comité, se réuniraient en commission, pour discuter de nouveau les rapports présentés ; on appela à cette réunion les médecins qui avaient donné leurs soins à Mater et à Radack.

La commission des médecins s'assembla le même jour, vers le soir ; à cette réunion, le docteur Ratorp exposa les circonstances qui avaient précédé la maladie de Radack, il les tenait des parens : les voici.

La veille de sa maladie, Radack avait mangé avec excès de la salade aux concombres, il but ensuite de l'eau froide, et se tint longtemps auprès de l'eau, les bras nus.

Le 3o au matin, entre trois et quatre heures, les vomissemens et les évacuations s'étant manifestés, le malade but de l'eau-de-vie, et refusa les secours de la médecine. Cependant, à une heure de l'après-midi, le médecin ayant été appelé, il trouva le malade couché dans une habitation humide et au-dessous du sol ; les évacuations avaient cessé ; mais il se plaignait de douleurs dans le côté droit, et d'une forte oppression : il demandait instamment une saignée. Les extrémités n'étaient pas froides, une sueur chaude était au contraire répandue sur tout le corps ; l'abdomen était volumineux et tendu, la voix affaiblie, le pouls faible et fréquent. Le médecin ordonna quelques remèdes ; mais le malade mourut, avant d'en avoir fait usage.

La commission des médecins, après avoir discuté les rapports qui lui étaient présentés, décida que la maladie dont étaient morts Mater et Radack, laissait soupçonner l'existence du choléra, mais ne la démontrait pas au point qu'on pût l'affirmer.

Cependant le 3o août, à cinq heures du soir, un ouvrier couvreur, nommé Bobach, avait été amené malade, par les soins d'un agent de police, à l'hôpital de la charité de Berlin. Cet homme, d'après son propre rapport, avait mangé avec appétit, la veille au soir, des pommes de terre et du beurre ; il avait passé la nuit, comme de coutume, sur un grenier à foin ; s'était levé

en pleine santé, et, deux heures après, il avait
éprouvé de fréquens vomissemens et des évacuations sans coliques : il avait d'abord rendu ce
qu'il avait mangé la veille, puis était venue, en
grande abondance, une eau blanchâtre; à ces
vomissemens se joignirent des étourdissemens,
une soif violente, de fortes angoisses, un sentiment de contraction vers le cœur, des crampes
douloureuses dans les muscles : à son entrée à
l'hôpital, où le malade se rendit à pied, le médecin crut reconnaître les signes principaux du
choléra asiatique; il le traita en conséquence par
des moyens excitans à l'extérieur, et par des boissons chaudes et sudorifiques à l'intérieur. Il y
eut momentanément un mieux assez notable;
mais le malade mourut dans la nuit.

L'autopsie faite le 31, par le conseiller Kluge,
présenta encore des altérations semblables à celles
qui avaient été trouvées chez les autres individus.

En présence de tous ces faits, le comité sanitaire supérieur ne put plus douter de l'existence
du choléra dans Berlin, et il publia son avis, le
1er septembre, afin que le public se soumît aux
précautions qui lui avaient été indiquées.

Bientôt le nombre des malades augmenta considérablement. Il n'y avait eu que trois malades
dans les deux premiers jours; il y en eut vingt
du 4 au 5 septembre, et 63 dans la journée du
14 au 15 du même mois.

4

Afin de mieux apprécier le développement et la marche du choléra, voici le tableau statistique, jour par jour, du nombre de malades, de rétablis, et de morts.

Tableau statistique du développement du choléra.

		Malades.	Guéris.	Morts.
Du 31 août au 3 sept. à midi.		17	»	13
3 sept. au 4		12	1	8
4	5	20	»	10
5	6	15	»	5
6	7	23	1	13
7	8	26	3	25
8	9	11	»	10
9	10	13	»	9
10	11	20	5	9
11	12	27	3	15
12	13	13	11	26
13	14	38	5	12
14	15	63	3	36
15	16	45	3	27
16	17	49	4	22
17	18	45	3	28
18	19	45	7	14
19	20	51	11	23
20	21	27	1	10
21	22	31	9	20
22	23	28	16	4
23	24	27	5	18
24	25	45	9	23

		Malades.	Guéris.	Morts.
25 sept. au 26		20	19	26
26	27	39	20	42
27	28	26	23	36
28	29	35	25	27
29	30	29	7	38
30	1er octobre.	21	13	20
1er oct. au 2		45	11	26
2	3	44	3	25
3	4	46	5	23
4	5	42	7	27
5	6	51	14	29
6	7	33	14	20
7	8	32	20	18
8	9	27	14	17
9	10	36	12	34
10	11	30	2	12
11	12	38	14	20
12	13	23	5	18
13	14	30	9	21
14	15	35	6	21
15	16	61	14	36
1	17	34	16	22
17	18	56	23	26
18	19	39	7	22
19	20	62	21	36
20	21	27	14	15
21	22	29	15	18
22	23	29	12	20
23	24	22	10	13
24	25	31	34	24
25	26	16	14	14
26	27	18	16	19

			Malades.	Guéris.	Morts.
27 oct. au	28		23	24	17
28	29		17	11	12
29	30		27	10	15
30	31		34	9	27
31	1er novembre		18	15	18
1er nov. au	2		28	10	11
2	3		20	5	10
3	4		11	14	10
4	5		21	20	17
5	6		20	5	7
6	7		19	14	11
7	8		22	14	18
8	9		11	8	11
9	10		14	12	12
10	11		8	8	5
11	12		7	7	5
12	13		10	2	6
13	14		5	3	6
14	15		9	10	4
16 (1)	20		50	22	22
21	25		21	13	9
26	30		8	8	3
1er déc. au	5		5	17	6
6	11		5	3	3
12	17		9	2	2
18	21		1	1	2
			2241	821	1412 (2)
En outre, militaires...			35	18	17

(1) Pour ne pas allonger inutilement ce tableau, le nombre des malades n'est plus indiqué que de cinq en cinq jours.

(2) Huit restaient encore en traitement.

En présentant ce tableau, nous avons voulu signaler les variations journalières qu'a subi le développement du choléra ; il est utile maintenant de résumer ces chiffres, pour faire connaître la marche générale de la maladie.

Tableau hebdomadaire de la marche du choléra.

Il y a eu dans la	Malades.	Guéris.	Morts.
1re semaine, du 31 août au 6 septembre	64	1	36
2e semaine, du 7 septembre au 13 sept.	163	23	107
3e semaine, du 14 au 20 septembre....	336	36	162
4e semaine, du 21 au 27 septembre....	217	79	153
5e semaine, du 28 sept. au 4 octobre.	249	87	195
6e semaine, du 5 octobre au 11 octob.	251	83	157
7e semaine, du 12 au 18 octobre.......	271	87	164
8e semaine, du 19 au 25 octobre.......	239	113	148
9e semaine, du 26 oct. au 1er novemb.	135	84	104
10e semaine, du 2 au 8 novembre........	141	82	84
11e semaine, du 9 au 15 novembre......	64	50	49
12e semaine, du 16 au 22 novembre.....	63	40	25
13e semaine, du 23 au 29 novembre.....	22	21	11
14e semaine, du 30 nov. au 6 décembre.	10	29	9
15e semaine, du 7 déc. au 13 décembre.	5	4	3
16e semaine, du 14 au 20 décembre.....	11	1	5
	2241	820	1412

Négligeons, pour un instant, les faits que nous offrent ces tableaux, pour continuer nos recherches sur la marche générale de la maladie.

Le choléra, qui d'abord avait éclaté sur la rivière, se montra bientôt dans les rues envi-

ronnantes, et envahit successivement et rapidement toute la ville. Les maisons des quais furent
les premières infectées, puis celles des rues ad-
jacentes. Toutefois, le choléra, dans sa marche,
semblait choisir ses victimes; il se répandait avec
une sorte de prédilection dans tel quartier, tandis
qu'il épargnait tel autre quartier, qui paraissait
réunir, au plus haut degré, les causes propres à
son développement. Ce sont là des anomalies
qu'il n'est pas facile d'expliquer. Ainsi le choléra,
après s'être montré sur le quai de la Schleuss,
y attaqua plusieurs maisons l'une après l'autre,
et disparut subitement, tandis que la rue Unter
Wasser (sous l'eau), qui se trouve vis-à-vis, n'a
pas eu un seul cas de choléra.

Le côté gauche de la rivière, dirigé vers le
nord, a été fortement infecté, tandis que la
rive droite, sans qu'on puisse en expliquer la
cause, n'a éprouvé que des atteintes légères.

Le quai Frédéric, situé au sud, et la rue du
Pêcheur (Fischer-Gasse), ont été si vivement
infectés, que quelques maisons seulement ont
échappé aux ravages du choléra : la rive opposée
n'a présenté, au contraire, qu'un seul cas de maladie; c'est à Neucaln, près de l'eau, maison n° 16.

Au milieu de ces difficultés, il faut reconnaître
cependant que c'est dans les lieux bas, humides
et mal aérés, que la maladie a fait les plus grands
ravages ; la rue du Pêcheur (Fischer – Gasse)

en offre un exemple frappant : dans cette rue étroite, humide, où le soleil pénètre à peine, la mortalité a été considérable.

Les beaux quartiers de Berlin n'ont éprouvé que fort peu de pertes, et encore arrivaient-elles presque constamment chez les malheureux privés des choses les plus nécessaires à la vie, ou chez ceux qui se livraient fréquemment aux excès et à la débauche.

Revenons maintenant aux tableaux statistiques de la marche de la maladie.

Le début de l'épidémie de Berlin est remarquable par le petit nombre de malades et la fréquence de la mort; nous voyons en effet, dans la première semaine, qu'il n'y a eu que 64 malades, et un seul homme guéri. Ne nous empressons pas de conclure de ce fait isolé, que telle est la marche constante du choléra; plusieurs exemples attesteraient bientôt le contraire. A Vienne, l'irruption du choléra a été très-violente; dans les huit premiers jours, 665 personnes ont été frappées; il a fallu près de quatre semaines, à Berlin, pour que ce nombre fût atteint.

C'est le quatorzième jour qu'il y a eu le plus de malades; leur nombre est de 63. Le choléra a atteint son maximum d'intensité dans la troisième semaine; le nombre des malades s'est élevé à 336; depuis lors il a continué à sévir avec activité pendant cinq semaines, et tout-à-coup il s'est affaibli considérablement : il y avait eu 239 malades dans la huitième semaine, et il n'y en eut plus que 135 dans la semaine suivante ; enfin, dans la treizième semaine, il n'y a eu que 22 malades.

Ainsi, trois périodes sont bien marquées dans l'épidémie de Berlin ; 1° début lent, suivi bientôt d'un accroissement rapide ; 2° état stationnaire durant cinq semaines ; 3° décroissement d'abord très-prononcé, mais qui se prolonge ensuite d'une manière presque interminable.

Les variations atmosphériques ont-elles eu un effet prononcé sur la marche de la maladie ? Oui, leur influence s'est fait sentir ; mais comme beaucoup d'autres causes venaient concourir avec elles au développement de la maladie, il n'est pas possible de leur assigner exactement la part qu'elles y ont prise. Toutefois, remarquons que, depuis le 9 septembre jusqu'au 16 du même mois, la température a été froide et humide, que de fortes pluies tombèrent du 11 au 14 ; et que, peu de temps après, le nombre des malades s'est accru considérablement. Depuis le 21 septembre jusqu'au 25 octobre, le temps a toujours été fort beau, la température à-peu-près égale, et le nombre des malades a peu varié ; le maximum a été de 271, et le minimum de 217.

Mais, depuis la fin d'octobre, l'atmosphère s'est refroidie, les pluies sont devenues très-fréquentes,

et cependant l'activité du choléra a diminué sen=
siblement : l'effet contraire n'aurait-il pas dû avoir
lieu, si les variations atmosphériques jouaient un
aussi grand rôle qu'on le suppose communément?

Un fait important ressort encore de nos tableaux
statistiques, c'est que le danger du choléra diminue
à mesure qu'on s'éloigne du moment de l'irruption; dans la première semaine, sur 64 malades, 36
sont morts, un seul a guéri; dans la troisième
semaine, sur 336 malades, 162 sont morts, et
36 seulement se sont rétablis. Ce n'est que vers
la huitième semaine, que la mortalité a diminué
très-sensiblement; dans la dixième, l'équilibre
s'est établi; dans la onzième, le nombre des
hommes guéris a surpassé celui des morts, et
cette marche a été croissant jusqu'à la fin de
l'épidémie.

De l'influence des professions, de l'âge et du sexe sur le développement du choléra.

Aucune profession n'a paru se soustraire aux
atteintes du choléra; cependant, toutes n'y sont
pas également exposées. Voici un tableau indiquant la profession des 1,000 premiers malades;
il donne un aperçu, à-peu-près exact, des chances
qui menacent chacune d'elles.

ÉTATS ou professions, y compris les familles.	SEXE		enfans au-dessous de 15 ans.		Total.	Réta-blis.	Morts.
	masc.	fémin.	masc	fémin.			
1° Employés supér[s] et chefs de famille.	9	2	4	»	15	4	11
2° Médecins......	4	1	1	»	6	1	5
3° Inst[rs] et étudians.	5	2	1	»	8	3	5
4° Artistes.........	4	5	1	1	11	2	9
5° Négocians, pro-priétaires, fabri-cans, rentiers....	18	9	3	1	31	9	22
6° Employés subal-ternes..........	19	6	1	2	28	13	15
7° Artisans { maîtres,	53	32	17	14	116	30	86
7° Artisans { ouvriers	69	34	11	6	120	40	80
7° Artisans { appren[is]	3	»	»	»	3	1	2
8° Tisserands......	31	16	20	9	76	26	50
9° Bateliers........	29	2	»	1	32	3	29
— Garçons bateliers	19	»	2	»	19	3	16
10° March. de comes-tibles et de boissons	6	8	2	»	16	6	10
11° Tourneurs......	3	8	1	»	12	4	8
12° Couturières, lin-gères, laveuses...	»	11	»	»	11	5	6
13° Cuisiniers, co-chers et domestiq.	18	32	2	1	53	19	34
14° Manœuvres.....	95	39	21	12	167	38	129
15° Gardes-malades, porteurs de mala-des, fossoyeurs...	16	9	»	»	25	17	8
16° Gardes de nuit..	6	1	»	1	8	2	6
17° Veuves.........	»	75	3	6	84	23	61
18° Femmes séparées ou non mariées...	»	23	4	3	30	10	20
19° Pensionnaires et individus reçus dans les hôpitaux......	11	18	»	»	29	11	18
20° Invalides et men-dians............	5	4	3	»	12	2	10
21° Filles publiques.	»	6	»	»	6	1	5
22° Professions in-connues..........	16	27	11	10	64	14	50
23° Militaires. Armée active..........	10	»	2	»	12	4	8
— Inactive.......	3	3	»	»	6	4	2
	452	373	108	67	1000	295	705

Si l'on s'arrête un instant aux chiffres de ce tableau, on remarque qu'il n'est peut-être aucune profession qui échappe aux atteintes du choléra, mais qu'il existe cependant entr'elles des différences très-grandes, sous le rapport du nombre des malades et des morts : ainsi, dans les cinq premières classes, c'est-à-dire à-peu-près le quart de la totalité des professions, on ne trouve que 71 malades, tandis que pour les trois autres quarts on trouve 929 malades. Certaines professions ont eu à supporter une mortalité effrayante; les bateliers, par exemple, sur un total de 32 malades, ont eu 29 morts. Les manœuvres ont aussi éprouvé des pertes considérables : sur 167 malades, ils ont eu 129 morts. Les gardes-malades, les fossoyeurs et les porteurs de malades, sont ceux qui ont eu le moins de pertes à supporter : sur 25 malades, il n'y a eu que 8 morts.

Ces faits s'expliquent facilement, puisqu'on sait que l'aisance et les soins hygiéniques sont les meilleurs, et probablement les seuls préservatifs du choléra. Les classes riches devaient donc essuyer des pertes fort légères. Les malheureux, au contraire, ont été victimes de leur incurie et de leur misère, et la maladie a constamment, et dans tous les lieux, exercé sur eux une fatale prédilection.

Les avantages obtenus par les gardes-malades et les porteurs s'expliquent par la facilité et la promptitude avec lesquelles ces personnes rece-vaient les premiers secours. Cet exemple prouve mieux que tous les raisonnemens, l'influence que peut exercer sur la marche et l'issue de la maladie une médecine active et éclairée.

Si, de l'examen des professions, nous voulons connaître les rapports des âges et des sexes entre eux, nous trouvons les résultats suivans :

| | SEXE. | | TOTAL. | RÉSULTATS. | |
AGES	Masculin.	Féminin.		Rétablis.	Morts.
au-dessous de 5 ans..	47	26	73	18	55
6 à 10.	42	24	66	21	45
11 à 15.	19	17	36	21	15
16 à 20.	17	16	33	13	20
21 à 25.	16	28	44	17	27
26 à 30.	34	33	67	23	44
31 à 35.	51	31	82	29	53
36 à 40.	59	38	97	23	74
41 à 45.	39	30	69	14	55
46 à 50.	52	35	87	29	58
51 à 55.	27	30	57	19	38
56 à 60.	28	20	48	15	33
61 à 65.	22	28	50	7	43
66 à 70.	17	17	34	7	27
71 à 75.	6	11	17	2	15
76 à 80.	2	11	13	3	10
81 à 85.	2	4	6	2	4
86 à 90.	»	2	2	1	1
Sans déclaration d'âge.	79	40	119	30	89
TOTAUX....	559	441	1000	294	706

Ces résultats peuvent se résumer dans le tableau suivant :

	Malades.	Rétablis.	Morts.
Enfans de 15 ans et au-dessous........	175	60	115
Jeunes gens de 16 à 30 ans..........	144	53	91
Age viril, de 31 à 50 ans...........	335	95	240
Age mûr, de 51 à 70 ans............	189	48	141
Vieillards de 71 à 90 ans............	38	8	30

Il résulte de ces tableaux, qu'aucun âge n'est épargné par le choléra. On a cru pendant long-temps que cette maladie n'attaquait pas les enfans; les faits prouvent suffisamment le contraire : nous avons vu un enfant de cinq semaines, la petite Henriette Pakl, avoir le choléra, et guérir.

L'enfant dans le sein de sa mère peut-il éprouver le choléra? Le fait suivant, qui nous a été communiqué par le docteur Lichtenstein, médecin distingué de Mittau, en Courlande, tendrait à faire croire que si l'enfant n'éprouve pas, dans le sein de sa mère, les symptômes du choléra, il y contracte au moins des dispositions qui ne tardent pas à se développer après la naissance. Une femme enceinte et à terme est prise du choléra; elle accouche pendant qu'elle est en proie aux accidens les plus violens de la maladie, l'enfant naît vivant et semble bien portant; cependant, quatre heures après avoir vu le jour, il est pris du choléra, et meurt. La mère, au contraire, dont la vie était dans le plus grand danger, éprouve une amélioration notable, bientôt suivie d'un rétablissement complet.

Si nous cherchons à connaître quelle est la proportion relative des malades selon les âges, nous trouvons que, sur les 881 malades dont l'âge était connu, la cinquième partie est composée d'enfans au-dessous de 15 ans; nous remarquons que les jeunes gens de 15 à 30 ans ont été les plus épargnés, tandis que l'âge viril, c'est-à-dire, de 30 à 50 ans, a beaucoup souffert. Ce fait doit probablement tenir à ce que c'est à cet âge qu'on fait le plus abus des plaisirs en tout genre.

Les différens âges ont eu une influence sensible sur la mortalité. Il résulte des chiffres que nous avons présentés, que plus on avance en âge, et plus les chances de mort sont grandes; ainsi, sur les malades de 50 à 70 ans, il en est mort 71 sur 100; et 79 sur 100, sur ceux de 70 à 90 ans. Cette effrayante proportion se conçoit très-bien, lorsqu'on songe aux efforts que doit faire, et à la secousse violente que doit supporter un organisme affaibli par les années, et souvent encore par des maladies antérieures.

Les jeunes gens de 15 à 30 ans, époque où la vie offre toute sa vigueur de développement, se trouvent dans les conditions les plus heureuses de guérison; sur 100 malades, il n'en est mort que 58.

L'enfance, naturellement frêle et délicate,

éprouve des pertes assez nombreuses; sur 100 malades, il en est mort 60. Il résulte de ces observations, que le choléra, dans ses ravages, se soumet à-peu-près aux règles générales de mortalité.

Quant au sexe, on remarque que la différence en plus pour les hommes est d'un cinquième environ, puisque, sur 1,000 malades, il y a eu 559 hommes et 441 femmes; fait qui s'explique par les différences de vie et d'habitude : on sait qu'en général les femmes sont plus sobres et plus soigneuses que les hommes. Si le nombre de femmes avancées en âge excède sensiblement celui des hommes, c'est que celles-ci vivent communément plus long-temps que les hommes.

OBSERVATIONS MÉTÉOROLOGIQUES.

État de la température, à Berlin, du 1ᵉʳ au 25 septembre 1831.

Le mois commença par trois beaux jours, pendant lesquels la chaleur alla croissant. Le vent faible nord-ouest se porta au nord-est en passant par le sud-ouest; le 3 au soir et le 4, grande pluie qui fit baisser remarquablement la température; depuis, le temps resta serein, et, jusqu'au 8, les jours pouvaient passer pour beaux; le ciel s'obscurcit le 9, et une pluie journalière tomba jusqu'au 16; elle fut souvent continue et forte; elle fit baisser encore singulièrement la température. Les plus fortes pluies tombèrent du 11 au 14; elles s'étendirent au loin; la France, l'Allemagne, l'Angleterre, en éprouvèrent des effets désastreux; elles cessèrent le 16 et recommencèrent plus faiblement le 18. Cependant la chaleur ne revint pas, malgré que, vu la douceur du temps, la différence de la température entre la nuit et le jour était peu sensible; du 22 au 25, on remarqua une augmentation de chaleur; le 23 au soir, forte pluie suivie d'une température douce peu interrompue. Les oscillations du baromètre furent sensibles au commencement du mois, plus faibles à compter du 13; à partir du 19, le baromètre s'éleva; le vent était rarement fort et ne dépassa pas deux degrés; il souffla irrégulièrement de tous les côtés de la terre; seulement, du 11 au 15, il se tint au nord, et du 17 au 19, au nord-ouest; le 20, il resta presque continuellement fixé au sud; les 5, 6 et 7 furent complètement sereins; le 4, le temps fut entièrement couvert, de même que le 9, jusqu'au 15; le 24 au matin, le temps fut nuageux et s'éclaircit peu à peu.

ÉTAT DES INSTRUMENS.

Baromètre (par + 10° 30″ R. dans la rue.)

Maximum, le 24 au soir, à dix heures. 28″ 4, 85‴
Minimum, le 3 après midi, à deux heures. 27 8, 40
Plus forte ascension, du 3 au 6, en 68 h.   7, 52
Plus forte baisse, du 6 au 9, en 82 heures.   5, 70
Moyen.. 28 0,925

Thermomètre.

Maximum, le 3, à trois h. après midi.. + 21° 3
Minimum, le 20, à cinq h. du matin.... + 2, 3
Plus forte ascension, au 8, en 9 heures...   12, 2
Plus forte baisse, du 20 au 21, en 15 h..   10, 5
Moyen..................................... + 10, 34

Hygromètre (de Luc.)

Maximum, le 24, à cinq heures du matin.   85, 1
Minimum, le 7, à deux h. après midi....   45, 0
Moyen.....................................   64, 47

6

État de la température, du 26 septembre au 2 octobre 1831.

Pendant ces sept jours, on a eu un temps d'automne, très-doux, sec, et sans variation importante ; pendant les cinq premiers, le ciel était légèrement nuageux, et couvert pendant les deux derniers ; le 28 seulement, il tomba une pluie légère, vers midi ; le 30 au matin, il y eut un brouillard épais ; la température était agréable, les nuits moins froides qu'au temps de l'équinoxe ; le vent, principalement celui de l'est, fut assez fort pendant les deux derniers jours ; le baromètre baissa sensiblement, en s'éloignant un peu du point moyen ; le 2 octobre, il commença à s'élever lentement ; la couleur rouge du ciel du soir fut remarquable du 24 au 27, la couleur paraissait changée et élevée ; la clarté était plus étendue, à l'horizon et au zénith, qu'elle ne l'est ordinairement ; elle durait deux heures environ.

BAROMÈTRE.

Plus haut, le 26 septembre, à huit heures
    du matin .... 28″ 1, 83‴
Plus bas, le 2 octobre, à cinq h. du matin. 27 10, 30
Moyen 27 11,894

THERMOMÈTRE.

Plus haut, le 29 septembre, à trois heures
    après midi .... + 16, 4

Plus bas, le 26, à cinq heures du matin.. + 6, 2

Plus forte ascension, le 26, en 8 h. 1/2..   10, 0

Plus forte baisse, du 29 au 30, en 14 h...   7, 8

Moyen . . . . + 11, 85

HYGROMÈTRE.

Plus haut, le 30 septembre, à cinq heures
du matin. (Brouillard) 90, 2

Plus bas, le 26, à deux heures après midi.   51, 2

Moyen 69, 65 (1)

État de la température du 3 au 9 octobre.

Le caractère de ces jours a été un passage lent
du temps couvert et parfois humide, à une température sèche et sereine. Le 3, il plut beaucoup; le
5, la pluie fut plus faible; le 7, brouillard qui se
dissipa en une pluie fine; par contre, après
un ciel entièrement couvert pendant trois jours,
il y eut des rayons de soleil, le 4 et le 5; la soirée
du 6 fut entièrement sereine, et un temps entièrement clair se montra le 7 au soir; la chaleur du
jour augmenta à proportion, tandis que celle
des nuits diminua; le vent, constamment à l'est ou
au sud-est, tourna quelquefois à l'ouest, en passant
par le sud, et jamais par le nord, circonstance
à laquelle il faut attribuer la douceur de la température. Le baromètre s'éleva lentement du 2

---

(1) Ces observations ont été recueillies rue de la Charité, n° 6,
au coin de la Carlstrasse, par M. J.-H. Mædler.

au 7 ; il tomba sensiblement du 7 au 9 à midi, et parut alors vouloir remonter. L'hygromètre montra constamment, dans les matinées et les soirées, un grand degré d'humidité.

ÉTAT DES INSTRUMENS.

BAROMÈTRE.

Maximum, le 7 au matin, à huit heures.. 28″ 3, 75‴
Minimum, le 3, à huit heures du matin.. 27 10, 99
Plus forte ascension, du 2 au 7, en 123 h.   5, 35
Plus forte baisse, du 7 au 9, en 54 h....   3, 87
Moyen 28 0,750

THERMOMÈTRE.

Maximum, le 8, à deux h. après midi..., + 15, 1
Minimum, le 7, à cinq heures du matin.. + 5, 3
Plus forte ascension, le 8, en 9 heures,..   9, 0
Plus forte baisse, du 6 au 7, en 15 h.....   8, 9
Moyen .... + 9, 79

HYGROMÈTRE.

Maximum, le 7, à cinq heures du matin.
 (Brouillard)........................... 88, 9
Minimum, le 8, à deux h. après midi.. 49, 7
Moyen 72, 23

Température du 10 au 16 octobre.

A l'exception du 16, ces jours furent sereins, secs et chauds ; quelques gouttes de pluie tombèrent le 11 ; le 16 au matin, le temps devint subitement nuageux ; à midi il y eut une forte pluie, et le temps se refroidit sensiblement; le vent, pendant cette semaine, se maintint constamment au sud, en variant du sud au sud-ouest et au sud-est, et enfin à l'ouest; les oscillations du baromètre furent légères, sans tendance prononcée; cependant, à la fin il monta sensiblement. Le thermomètre se tint élevé, et la température de ces jours est égale à la moyenne de la dernière semaine d'août; les nuits étaient proportionnellement très-douces et presque toujours sereines; on remarqua peu de brouillards.

ÉTAT DES INSTRUMENS.

BAROMÈTRE.

Plus haut, le 17, à dix heures du soir.. 28″ 3, 47‴
Plus bas, le 11, à midi............... 27 11, 97
Moyen.............................. 28 1,169

THERMOMÈTRE.

Plus haut, le 13, à trois h. après midi... + 18, 4
Plus bas, le 10, à cinq heures du matin.. + 6, 8
Plus forte ascension, le 14, en 9 heures..   8, 7
Plus forte baisse, du 14 au 15, en 15 h..   10, 1
Moyen............................. + 11, 19

HYGROMÈTRE.

Plus haut, le 10, à cinq heures du matin.   84, 0
Plus bas, le 13, à deux heures après midi.   49, 7
Moyen.............................   65, 44

OBSERVATIONS PARTICULIÈRES.

PREMIÈRE OBSERVATION.

Nuance très-légère de choléra. — Diarrhée depuis plusieurs mois. — Accidens instantanés. — Pâleur de la face. — Sueur froide. — Tiraillemens dans les mollets. — *Traitement.* —Tisane de menthe, bue en abondance. — Vin de Bordeaux. — Sueur durant 24 heures, guérison.

M. H***, docteur en médecine, de Trèves, âgé de 33 ans, grand, fort, d'une bonne constitution, mais sujet à la diarrhée depuis quelques mois, prenait, le 25 septembre, l'observation d'un malade atteint de choléra. S'étant penché sur le pied d'un lit, pour noter les symptômes qu'il observait, il prétendit sentir une odeur particulière, désagréable, produite par les pieds du malade, qui était dans une agitation continuelle. Plusieurs personnes présentes ne purent reconnaître cette odeur. Quelques minutes après, le docteur H***, continuant d'écrire, devient pâle; il éprouve un accablement général, tremblement des mains, tiraillement dans les mollets, pesanteur des yeux, sueur froide de la face, froid des mains, pouls très-faible (60 pulsations par minute), douleur à l'épigastre, nausées, obscurcissement de la vue; tous les objets lui paraissaient enveloppés d'un brouillard. Conduit hors de la salle, M. H*** se trouve mieux à l'air libre; après

s'être couché, il boit beaucoup de tisane de menthe,
et prend, par demi-verres, une bouteille de vin
de Bordeaux dans la journée : alors borborygmes,
sueur abondante pendant 24 heures; il dormit un
peu. Le lendemain, M. H*** se trouvait rétabli,
mais il était très-faible.

Cette observation nous montre l'une des nuances
les plus légères du choléra; peut-être même pour-
rait-on contester l'existence réelle de la maladie,
et n'admettre les accidens signalés que comme
signes avant-coureurs. Les vomissemens, dirait-
on, ont manqué, et la présence de ce symptôme a
été donnée comme indispensable : on s'attend,
en effet, lorsqu'on se rend près des cholériques,
à être témoin des efforts violens et répétés qu'a-
mènent les contractions de l'estomac : c'est une
erreur; l'on est quelquefois plusieurs heures dans
une salle de malades, sans en voir un seul
vomir. Cet accident est très-variable : certains
malades vomissent abondamment et pendant plusieurs jours; d'autres vomissent à peine, deux ou
trois fois, quelques gorgées d'une eau blanchâtre
et floconneuse. En général, c'est tout-à-fait au
début que les vomissemens ont lieu. Chez quelques malades, les vomissemens sont accompagnés
d'efforts violens et d'une anxiété profonde; mais
communément les liquides semblent rendus par
régurgitation, plutôt qu'expulsés. Revenant à la
maladie du docteur H***, nous voyons que, si

nous exceptons le vomissement, qui, ainsi que nous l'avons dit, est quelquefois à-peu-près nul, tous les signes du choléra existent ; aussi, n'hésitons-nous pas à regarder les accidens qu'il a éprouvés, comme produits par cette affection.

Le traitement suivi par le docteur H*** ne doit point servir d'exemple : il a réussi, c'est un hasard heureux ; le malade a joué, comme l'on dit, à quitte ou double : semblable traitement tuerait inévitablement une personne délicate ou dont les organes digestifs seraient profondément altérés. Le vin, l'alcool et tous les excitans énergiques ne sauraient convenir lorsqu'il existe dans la membrane muqueuse de l'estomac et des intestins une inflammation aiguë ; or, nous verrons bientôt que ce genre de lésion se trouve chez les personnes atteintes du choléra.

Passons à un autre exemple mieux caractérisé.

DEUXIÈME OBSERVATION.

Homme de 35 ans. — Bonne constitution. — Invasion brusque et sans symptômes précurseurs. — *Traitement*. — Bain de vapeurs. — Frictions, potion de Rivière, etc. — Amélioration notable. — Guérison prompte.

Jean Maurer, âgé de 35 ans, fort, bien constitué, cheveux noirs, exerçant la profession de bateleur, est pris, sans prodrôme aucun, des accidens du choléra. Le 3 octobre, à dix heures et demie du matin, Maurer se promenait dans la rue; tout-à-coup il sent ses forces l'abandonner; il tombe, vomit, et la diarrhée se déclare. Cet homme reste quelque temps dans la rue; enfin on lui donne secours, et, à midi et demi, on le transporte à l'hôpital de M. Boehr. Voici les symptômes qu'il offrait : douleur à l'épigastre, augmentant par la pression; langue humide, tout-à-fait nette, légèrement refroidie; soif; pouls très-petit, fréquent; pieds et mains bleuâtres, peau des doigts ridée, crampes dans les mollets; face décolorée, refroidie; yeux enfoncés dans les orbites et entourés d'un cercle brunâtre très-prononcé; voix faible, paroles saccadées; anxiété profonde, pressentiment sinistre, crainte de la mort.

Le malade reçoit un bain de vapeurs, puis on fait sur les membres des frictions avec une teinture alcoolique; il boit de l'infusion de menthe et une potion de Rivière; on lui administre un lavement camphré.

Après le bain de vapeurs, une transpiration générale s'établit; les angoisses, les vomissemens et la diarrhée diminuent; la nuit se passe tranquillement.

Le lendemain 4 octobre, à huit heures du matin, on remarquait une amélioration notable de tous les accidens : épigastre moins douloureux, chaleur de la face rétablie, yeux moins enfoncés, moins cernés, diminution de la diarrhée, les vomissemens ont cessé, émission des urines; elles sont très-limpides, légèrement jaunâtres ; le pouls s'est relevé, il donne 75 pulsations par minute. Excepté le bain de vapeurs, on renouvelle toute la médication de la veille.

Le 5, l'appétit se manifeste, le courage est revenu ; les yeux sont encore légèrement cernés ; le malade se lève, mais il se sent faible ; le 6, la convalescence est complète. Maurer sortit de l'hôpital peu de jours après.

L'observation de Maurer fait naître plusieurs réflexions, et présente des particularités remarquables. Et d'abord la promptitude de l'invasion mérite d'être signalée : ce n'est point ainsi, en général, que le choléra débute ; ordinairement la diarrhée précède le développement des accidens ; on ressent un malaise inaccoutumé ; les traits de la face éprouvent, selon quelques observateurs, un changement caractéristique (nous ne l'avons pas remarqué à Berlin) : ces circonstances existant, le choléra éclate à la moindre imprudence.

Chez Maurer, rien de semblable : cet homme est frappé au milieu de la rue, au moment où il s'y attendait le moins, et sans avoir commis d'imprudence, à ce qu'il m'a assuré. Sous ce rapport, l'observation de Maurer est un cas rare.

Nous ne nous arrêterons pas à signaler l'amélioration des accidens après l'apparition de la sueur et l'émission des urines ; tous les observateurs ont noté ces deux phénomènes comme

indices presque constans d'une guérison prochaine.
C'est une crise qui s'opère, et l'on connaît toute
l'importance des crises. Reste l'explication : ad-
mettra-t-on que la crise s'est faite, parce que le
trouble des organes intérieurs avait déjà diminué ;
ou bien dira-t-on que le mieux s'est manifesté,
parce que la sueur s'est déclarée? La solution
de cette question est toute pratique. Si l'on admet
que la sueur de la peau détourne le mal et l'ex-
pulse, rien de plus conséquent que de donner
de suite des bains de vapeurs, et à la température
la plus élevée ; mais si l'on pense, au contraire,
que la sueur ne peut se manifester utilement,
que lorsqu'on a détruit, ou au moins diminué la
gravité des désordres intérieurs, on accordera
moins d'importance aux bains de vapeurs, et
surtout on sentira qu'il convient de mieux pré-
ciser leur mode d'application. Or, la physiologie
pathologique nous démontre théoriquement que
les crises ne s'opèrent que lorsque l'organe primi-
tivement affecté revient à son état normal ; les
faits confirment la théorie.

Qu'arrive-t-il, lorsqu'on administre un bain
de vapeurs à une personne vivement attaquée du
choléra? Le calorique stimule la peau, il y appelle
le sang, il provoque la sueur ; en même temps, la
circulation est accélérée, et, comme le sang doit
passer par des poumons engorgés, la respiration
est précipitée, pénible, l'anxiété est extrême ; j'ai

rarement vu les malades pouvoir supporter le bain
au-delà d'un quart d'heure : bientôt le refroidissement de la peau s'opère, le sang retourne rapidement à l'intérieur, les accidens s'aggravent,
le mal est irréparable.

Au lieu d'administrer sur-le-champ un bain de
vapeurs de 40 et quelquefois 50 degrés, calmez les
organes intérieurs par des boissons adoucissantes,
frictionnez la peau, rappelez graduellement le
sang, faites qu'il pénètre la profondeur des
muscles en même temps qu'il arrive à la surface des
membres; donnez alors un bain de vapeurs, à
une température modérée, afin de seconder vos
efforts; renouvelez ensuite les frictions : que ces
deux moyens se succèdent immédiatement et
plusieurs fois; et, si toute chance de guérison
n'est pas perdue, de nombreuses probabilités de
succès se manifesteront rapidement.

D'ailleurs, n'est-ce point ainsi que l'expérience
nous dit qu'il faut opérer quand le corps est
refroidi et le sang refoulé dans les organes intérieurs ? Met - on dans un bain de vapeurs un
homme asphyxié par le froid ? On s'en garde
bien, on le tuerait sur-le-champ. Cet exemple
n'est-il pas un conseil et un précepte ?

Je reviendrai plus tard sur ce point important
du traitement du choléra.

Dans toutes les maladies, la crainte de la mort
est d'un mauvais augure; dans le choléra, ce

préssentiment sinistre est regardé comme plus fâcheux encore que dans les autres affections. L'exemple de Maurer prouve cependant qu'il ne faut pas s'alarmer trop vivement de cette disposition de l'esprit; elle ne doit avoir d'importance, aux yeux d'un médecin éclairé, que lorsqu'elle est en rapport avec les désordres des organes.

TROISIÈME OBSERVATION.

Homme de 23 ans. — Forte constitution. — Apparition de la diarrhée, le matin. — Imprudences; promenade dans un lieu humide, ingestion d'un verre d'eau-de-vie. — Le soir, développement du choléra. — Mort neuf heures après l'invasion de la maladie. — *Autopsie.* — Cerveau, poumons, foie, gorgés de sang. — Inflammation de la membrane muqueuse de l'estomac et des intestins. — Altération des follicules.

Jean Schade, cocher, âgé de 23 ans, fortement constitué, éprouve, le 6 octobre, au matin, un peu de diarrhée; les évacuations, peu abondantes, avaient lieu sans douleur aucune. Vers cinq heures de l'après-midi, Schade prend un petit verre d'eau-de-vie amère, dans l'intention, disait-il, de faire passer sa diarrhée; il va ensuite se promener sous les tilleuls (promenade de Berlin), et s'assied sur un banc jusqu'à six heures du soir. Peu après, il éprouve du malaise et se retire chez lui; à peine arrivé, il est pris de vomissemens, de crampes dans les bras et les jambes; la diarrhée augmente. Le même jour, à dix heures du soir, il entre à l'hôpital de M. Romberg : il présentait alors une altération profonde des traits; les yeux sont enfoncés dans les orbites; un cercle noirâtre les entoure; les joues sont creuses, la bouche entr'ouverte; une sueur froide et visqueuse couvre le front. Le pouls est insensible; les mains et les pieds sont froids et bleus; la peau de ces parties est plissée; la langue est froide et bleuâtre. Les vomissemens se renouvellent fréquemment, ainsi que la diarrhée. Le liquide rendu par les selles est aqueux, mêlé de flocons blanchâtres, très-nombreux, et ressemble à de l'eau de riz. Le ventre est douloureux à la pression.

Traitement. Bain de vapeurs, bain chaud acide à 3o degrés, Réaumur; teinture de fer de Klaproth, 2o gouttes toutes les deux heures; infusion de menthe.

La respiration, qui était difficile au moment de l'entrée du malade, devint encore plus pénible : la voix était éteinte; mais les facultés intellectuelles se maintinrent. Tous les symptômes s'aggravèrent, et la mort survint à quatre heures du matin, le 7 octobre, neuf heures après l'apparition des premiers accidens du choléra.

Ouverture du cadavre, trente – deux heures après la mort.

Aspect extérieur. Tous les muscles sont contractés, saillans; les pieds tournés en-dedans; les pommettes colorées; les yeux entr'ouverts.

Crâne. Les sinus de la dure-mère sont remplis

de sang noir et liquide ; les vaisseaux de la pie-
mère fort injectés. La substance cérébrale ne
présente aucune altération, si ce n'est une congestion très-forte de tous les vaisseaux ; point de
sérosité dans les ventricules.

Poitrine. Poumon droit adhérent à la plèvre
costale dans sa partie supérieure, et au diaphragme
dans sa partie inférieure.

Le poumon gauche est tout-à-fait libre. Ces
deux organes contenaient une grande quantité de
sang noir.

Cœur. Le péricarde renfermait une très-petite
quantité d'un fluide jaunâtre. L'oreillette droite
et le ventricule droit, distendus par beaucoup de
sang noir, renfermaient des caillots volumineux,
dont l'un avait une couleur jaune très-prononcée.

Le ventricule et l'oreillette gauche contenaient
peu de sang.

Abdomen. L'omentum est très-légèrement injecté ; l'estomac a contracté d'anciennes adhérences avec la face inférieure du foie ; la face
supérieure de ce dernier organe est adhérente,
dans toute son étendue, à la face inférieure du
diaphragme.

Estomac. La face extérieure ne présente rien
de remarquable ; sa membrane muqueuse est d'un
rouge pourpre ; elle est ramollie vers le bas-fond,
et se détache facilement par lambeaux, au moindre
frottement.

Intestins grêles. Le duodenum présente, à sa

partie supérieure, une rougeur pointillée, de la grandeur d'un pouce et demi.

Le jejunum n'offre que très-peu de traces inflammatoires, et elles sont très-légères.

L'iléon présente, à sa partie supérieure, des follicules isolés, en assez grand nombre : outre ces follicules, que l'on rencontre aussi et en bien plus grand nombre dans la partie inférieure de cet intestin, on trouve des plaques folliculeuses, ovales, de grandeur variable, depuis quelques lignes jusqu'à deux pouces environ; il y en avait onze.

La partie inférieure de l'iléon présente, outre ces plaques, des traces d'une inflammation très-prononcée.

Le gros intestin ne présente point de rougeur; on ne remarque que des follicules assez nombreux, mais peu développés.

Le foie a une couleur jaunâtre; il contient beaucoup de sang.

La rate est peu volumineuse; elle n'offre rien de remarquable.

La vessie est contractée, rouge près du col; elle contient une très-petite quantité d'urine.

Cette observation nous présente un des cas les plus fréquens du choléra : quoique l'attaque soit violente et prompte, cependant la maladie se montre, si l'on peut ainsi s'exprimer, dans toute sa simplicité : point de phénomènes anormaux,

ni 'd'accidens nerveux ou inflammatoires extraordinaires ; néanmoins, que de réflexions fait
naître cet exemple ! combien de questions ardues
il soulève !

Et d'abord, quelle est donc la puissance qui,
en peu d'heures, brise les rouages de la vie qui
paraissait le mieux affermie? Est-ce un miasme,
un effluve, une émanation terrestre, une modi-
fication atmosphérique? Question vaste et presque
insoluble, mais qui mérite cependant d'être examinée. Nous nous en occuperons plus tard.

Quelle que soit la cause du mal, il faut qu'elle
possède une énergique activité, pour altérer si
profondément l'expression de la physionomie et
entraver le jeu des organes les plus importans.

Comment expliquer l'enfoncement des yeux
dans les orbites? Nous l'ignorons. Nous avions
d'abord pensé qu'il pouvait tenir à la contraction
simultanée des muscles de l'œil; mais, dans cette
hypothèse, le globe oculaire devrait être immobile,
et cela n'est point; le malade le meut avec facilité dans tous les sens. Peut-on admettre que
le paquet graisseux qui existe dans le fond de
l'orbite a diminué subitement? Rien n'autorise
cette supposition, car l'embonpoint général n'é-
prouve, dans cette courte maladie, aucune diminution sensible, et d'ailleurs, dans les autopsies,
je n'ai jamais rien trouvé de remarquable dans
l'orbite.

Une autre question non moins embarrassante se présente à l'occasion des plis des doigts. Peut-on attribuer ce phénomène au refroidissement des extrémités? Mais alors, pourquoi ne se présente-t-il pas lorsque les doigts perdent accidentellement leur calorique? Sans doute quelques personnes donneront des explications qui leur paraîtront incontestables : c'est le sang, diront-elles, qui, en s'éloignant des extrémités, permet aux tissus de se rétracter, et force ainsi la peau à se plisser. S'il en est ainsi, pourquoi, chez les enfans qui ont le choléra, la peau des doigts ne se plisse-t-elle pas? Leurs doigts arrondis et celluleux présentent cependant, plus qu'à tout autre âge, les conditions propres à l'affaissement des tissus.

L'un des phénomènes qui m'a le plus vivement frappé en explorant les malades, c'est le froid de la langue. Et quoi de plus pénible, en effet, que de voir un homme qui parle avec justesse, implore quelquefois votre secours, et dont les organes sont déjà saisis par le froid glacial de la mort!

Je ne chercherai point à expliquer les causes de l'abondance du fluide sécrété, ni à déterminer les caractères des altérations trouvées dans le cadavre; nous reviendrons bientôt sur ces divers points.

QUATRIÈME OBSERVATION.

54 ans. — Refroidissement. — Contractions violentes des muscles
des membres et de la face. — Apparition de la diarrhée. —
Vomissemens. — Langue froide. — Extrémités froides , bleuâtres.
— Peau des doigts fortement plissée. — *Traitement*. — Bain
chaud acidulé. — Teinture de fer de Klaproth , etc. — Mort. —
Autopsie. — Congestion dans le cerveau , les poumons , le foie.
— Altération des follicules de l'intestin grêle.

Carl Hinze , âgé de 54 ans, tailleur, après s'être
refroidi , le 7 octobre 1831 , au matin , est pris
tout-à-coup de crampes aux mollets , bientôt
suivies de contractions violentes des muscles des
membres et de la face. Les mâchoires sont serrées
spasmodiquement , et le malade ne peut avaler
qu'avec difficulté. Peu de temps après , la diarrhée
et les vomissemens se déclarent , et , à trois heures
après midi , Hinze est apporté à l'hôpital de M.
Romberg.

Depuis son entrée , le malade n'a pas eu de
vomissement ; les selles , peu fréquentes , sont
claires , et semblables à de l'eau de riz. Les yeux
sont enfoncés dans les orbites ; la face est froide ,
il n'y a point de sueur ; la langue est froide ;
couverte d'une légère couche blanchâtre ; la soif
est vive ; les extrémités supérieures et inférieures
sont très-froides et bleuâtres ; il n'y a point de
pouls ; on ne distingue pas même les battemens
du cœur ; la peau des doigts est très-fortement
plissée ; le malade éprouve une vive anxiété ; la

respiration est courte, laborieuse, fréquente, et paraît s'opérer principalement à l'aide du diaphragme; la voix est très-faible, éteinte, entrecoupée.

Traitement. Frictions sur les membres avec la teinture de cantharides ; bain d'eau acidulée à 30 degrés, Réaumur; infusion de menthe poivrée; teinture de Klaproth, 20 gouttes toutes les deux heures.

Mort à six heures et demie du soir, trois heures et demie après l'entrée à l'hôpital.

Ouverture du cadavre, dix-huit heures après la mort.

Aspect extérieur. Cadavre maigre ; muscles saillans et contractés; bouche entr'ouverte.

Tête. Sinus de la dure-mère très-injectés; les vaisseaux de la pie-mère le sont également; la substance cérébrale saine, mais très-fortement injectée.

Moëlle épinière. Point de liquide dans la cavité; les vaisseaux de la pie-mère sont très-injectés. La substance médullaire ne présente aucune altération.

Poitrine. Poumons sains, adhérants tous deux aux plèvres costales ; leur tissu contient beaucoup de sang noir.

Cœur. Point de sérosité dans le péricarde ; le cœur est sain ; le ventricule droit contient beaucoup de sang coagulé et liquide.

Abdomen. Rien de remarquable à la surface extérieure.

La membrane muqueuse de l'estomac est fort rouge à sa portion pylorique; la portion placée au bas-fond est ramollie.

L'intestin duodénum présente des taches d'un rouge pointillé, peu étendues.

L'intestin jéjunum offre une teinte grisâtre, sans altération appréciable; la membrane muqueuse de l'intestin iléon présente une foule de follicules isolés, saillans, et d'autant plus rapprochés qu'on avance vers la vulvule iléo-cœcale; plusieurs plaques folliculeuses, de grandeur très-variable, existent aussi dans cette partie de l'intestin; au tiers inférieur de l'intestin iléon se présente une grande tache rouge, enflammée, de l'étendue de quatre pouces environ.

Le gros intestin était d'un rouge foncé vers la partie supérieure de l'arc transversal du colon; les autres portions étaient saines et n'offraient que des follicules isolés, peu saillans.

Le foie, la rate, les reins et la vessie n'offraient point d'altération.

Le ganglion semi-lunaire, examiné avec soin, présenta sa surface antérieure légèrement rougie; mais sa substance elle-même, divisée en tous sens, ne présenta que la couleur grise qui lui est ordinaire.

La tunique interne des artères et des veines n'offrait aucune coloration anormale; les artères des membres étaient tout-à-fait vides.

Cet exemple commence, en quelque sorte, la série d'observations de choléra compliqué que nous devons présenter.

Aux symptômes ordinaires du choléra, qui, déjà, étaient portés à un haut degré chez Hinze, viennent se joindre des accidens nerveux d'une nature fort alarmante. Rien n'était plus pénible que de voir cet homme en proie aux douleurs des crampes, et surtout éprouver le tourment de la soif; ses membres fléchis et rétractés ne lui permettaient aucune position favorable, et ses lèvres, qu'il écartait à peine, ne pouvaient recevoir que quelques gouttes de liquide pour calmer l'ardeur dont il se plaignait.

Ces violens accidens nerveux ne sont pas, fort heureusement, très-fréquens; on serait disposé à admettre le contraire, après la lecture de la plupart des ouvrages qui traitent du choléra, et l'on s'attend, en entrant dans une salle de malades, au spectacle le plus déchirant. Il n'en est rien : les crampes se présentent, il est vrai, chez tous les malades; mais, en général, elles sont faibles, passagères, et la douleur qu'elles excitent n'est signalée, le plus souvent, que par un petit changement dans les traits de la face.

L'anxiété, l'agitation que les malades éprouvent, ne viennent pas principalement des crampes; car, nous le répétons, ces accidens nerveux ne jouent ordinairement qu'un rôle secondaire; elles sont le résultat du malaise des organes abdominaux, et de la gêne de la respiration, gêne produite par l'engorgement des poumons, et surtout par la faiblesse de contraction des muscles de la poitrine et du diaphragme; on dirait que ces organes sont à demi paralysés. Cette supposition paraîtra peut-être singulière à ceux qui n'ont pas vu le choléra; mais les observateurs qui ont étudié cette maladie, ne seront probablement pas éloignés de partager cette opinion. Ce n'est qu'ainsi, en effet, que plusieurs phénomènes me paraissent pouvoir s'expliquer.

D'abord, remarquons que les cholériques ne toussent jamais, et même ne peuvent pas tousser, quelqu'effort qu'ils fassent lorsqu'on les y sollicite. Les vapeurs irritantes ne réussissent pas mieux que la volonté, à déterminer la toux; dans les salles de M. le docteur Romberg, nous fumions tous, et les malades, au moment de la visite, étaient enveloppés d'une atmosphère épaisse de fumée de tabac; cependant aucun d'eux ne toussait. Si l'on voulait expliquer cette particularité par l'engorgement du poumon, il faudrait que l'on pût donner la raison qui permet aux hommes atteints d'une double pneumonie de tousser, et de tousser fréquemment; il faudrait que l'on pût dire pourquoi, dans cette phlegmasie, le timbre de la voix se conserve, affaibli il est vrai, tandis que chez les cholériques la voix est tout-à-fait éteinte.

Une inspiration profonde et soutenue n'est pas possible lorsqu'on est atteint du choléra ; on ne pourrait pas non plus exécuter plusieurs inspirations ou expirations successives et précipitées : enfin, tout ce qui exige un effort de la part des muscles de la poitrine est impossible.

Les accidens nerveux sont quelquefois beaucoup plus prononcés qu'ils ne l'ont été chez Hinze ; nous avons vu la petite Wildé, âgée de 5 ans, éprouver des mouvemens convulsifs déterminés par la douleur des crampes.

Chez une autre petite fille de 6 ans, le tétanos s'est déclaré pendant l'accès du choléra ; après la mort, le tronc est resté courbé en arrière, tant était grande la violence des contractions musculaires ; enfin, nous avons vu un homme de 27 ans, nommé Cromezinski, à qui il survint des mouvemens convulsifs si violents, qu'il fallut les forces de quatre hommes pour maintenir le malade dans son lit.

Mais, nous le répétons, ces exemples ne sont que des exceptions.

CINQUIÈME OBSERVATION.

Femme de 32 ans. — Mère de trois enfans, dont deux morts du choléra. — Exposition fréquente au froid et à l'humidité. — Développement des accidens, le 2 octobre. — *Traitement.* — Bains de vapeurs, frictions, teinture d'hellébore blanc. — Amélioration momentanée. — Rechute. — Mort le 5 octobre. — *Autopsie.* — Inflammation de l'estomac; altération des follicules de l'intestin grêle. — Ecchymoses sur le cœur.

Wilhelmine Wildé, âgée de 32 ans, est mère de trois enfans, dont deux sont morts du choléra. Cette femme vendait des fruits à la porte de sa cave, circonstance qui l'exposait fréquemment au froid et à l'humidité. Le 1er octobre, la diarrhée se déclare; la malade ne prend aucun soin : dans la nuit, les vomissemens surviennent, et tous les accidens du choléra se déclarent le 2 au matin. Wilhelmine Wildé entre, dans la journée, à l'hôpital de M. Boehr. Voici les symptômes qu'elle présentait : un froid glacial s'est emparé de tout le corps et particulièrement du visage; les vomissemens sont fréquens et copieux; la diarrhée n'existe plus : la tête et l'épigastre sont très-douloureux; la langue est nette, mais froide; la soif est vive; les crampes des mollets sont fortes; les joues sont creuses, les pommettes saillantes, les yeux enfoncés, un cercle brunâtre les entoure; la peau de la face semble d'un gris sâle, caractère très-ordinaire chez les cholériques; le pouls est imperceptible. Lorsque la malade est calmé, les paupières restent entr'ouvertes, les yeux semblent tournés en haut, et l'on n'aperçoit que le blanc de la sclérotique.

Depuis son entrée à l'hôpital jusqu'à huit heures du matin, 3 octobre, Wilhelmine Wildé a pris trois bains de vapeurs, et on l'a frictionnée très-souvent ; tous les trois quarts d'heure, elle a avalé cinq gouttes de teinture d'hellébore blanc, et elle a bu de la tisane de menthe. Sous l'influence de ces moyens, la chaleur ne s'est pas développée ; toutes les fois que la malade prend la teinture d'hellébore, elle se plaint d'une ardeur brûlante dans l'estomac. Aucun des accidens n'a diminué d'intensité : le pouls est nul ; la peau des doigts est fortement plissée, comme si ces parties eussent été tenue long-temps dans l'eau ; les vomissemenss ont continué, mais la diarrhée n'a pas reparu ; l'urine est nulle ; la voix est faible, éteinte, entre-coupée.

Toute la médication employée la veille est prescrite de nouveau pour la journée du 3 octobre. Dans l'après-midi, la respiration étant devenue fort difficile, l'aide de service pratique une saignée du bras ; il obtient cinq onces de sang : après la saignée, le pouls reparaît, on le sent facilement, il bat 90 fois par minute ; la peau reprend un peu de chaleur ; l'expression de la figure est meilleure ; la voix est moins faible. La malade prend sept bains de vapeurs, depuis dix heures du matin jusqu'au lendemain à huit heures.

À cette époque, la malade est assez bien; le pouls se soutient, mais les douleurs de l'estomac se renouvellent chaque fois que la teinture d'hellébore est administrée. La diarrhée reparaît dans la journée; il y a plusieurs vomissemens de matières liquides et grisâtres.

La nuit est agitée; la malade se lève sans l'appui de personne, et va se coucher dans un lit voisin du sien.

Le 5 octobre, le pouls a disparu de nouveau; la malade est inquiète, elle se découvre constamment; les membres sont refroidis; les yeux sont ternes et très-enfoncés dans les orbites; la respiration est très – pénible: deux saignées sont faites dans la journée, mais elles ne fournissent qu'une petite quantité d'un sang noir, épais et visqueux. Vers le soir, tous les accidens s'aggravent, et la mort arrive à neuf heures et quart de la nuit.

Ouverture du cadavre, douze heures après la mort.

Aspect extérieur. Yeux entr'ouverts; bouche béante; couleur marmorée sur les mollets, les cuisses, les bras. Les membres sont restés flexibles; il n'y a presque point de raideur cadavérique.

Téte. Sinus de la dure-mère remplis de sang; les vaisseaux de la pie-mère très-injectés, parti-

culièrement sur la partie postérieure et supérieure.
Substance cérébrale remplie de sang; sa consistance est naturelle; très-peu de sérosité dans les
ventricules. Plexus choroïdes naturels.

Abdomen. Omentum injecté ; gros intestins
distendus par des gaz et des fluides : ils sont
encore chauds. Les intestins grêles sont distendus, injectés. La *rate* est petite, sans altération.
L'*estomac* est vide; il est fortement enflammé;
toute la membrane muqueuse est rouge : elle n'est
ramollie nulle part. Le *duodenum* est fortement
injecté et rempli d'un mucus bilieux. Les valvules
du jejunum sont très-injectées; un mucus grisâtre
adhère à toute la membrane. L'injection diminue
vers l'iléon. Dans le commencement de l'iléon
existe une plaque folliculeuse longue de deux
pouces. Dans cet intestin, l'inflammation est
très-prononcée; une très-grande plaque existe
aussi près du cœcum.

Le gros intestin contient des matières analogues
à celles du petit intestin, mais plus liquides.

La membrane muqueuse des gros intestins
n'offre point d'inflammation; il n'y a que des
follicules isolés, un peu plus visibles que dans
l'état ordinaire.

La vessie est contractée, contenant quelques
gouttes d'une urine trouble et blanchâtre ; la
membrane muqueuse est rouge près du col.

Le foie est sain, rempli de sang; la vésicule

biliaire est distendue par une bile fluide, verdâtre, mêlée de flocons.

Les reins sont sains.

La matrice est saine ; mais les parois de sa cavité
sont d'un rouge noirâtre, et cette couleur va en
diminuant en s'enfonçant dans l'épaisseur du corps ;
cette couleur est due à la présence du sang.

Poitrine. Poumons peu affaissés ; ils contiennent
tous deux beaucoup de sang à la partie postérieure.

Péricarde normal, cœur sain ; mais sur la face
postérieure existent plusieurs ecchymoses de grandeur variable, depuis deux et trois lignes jusqu'à
cinq ou six (1).

Il serait difficile, peut-être, de signaler un
exemple où l'influence fâcheuse des remèdes a
été plus prononcée que chez Wilhelmine Wildé.
Tous les symptômes annonçaient une amélioration
notable ; mais bientôt les accidens reparaissent
avec une nouvelle violence par l'effet de l'administration de l'un des médicamens les plus
actifs et les plus excitans.

Il me brûle, disait cette pauvre femme, après
avoir avalé le poison. Cette énergique expression
peignait avec vérité ce qu'éprouvaient les organes ;
et nous, médecins français, pour qui le *cri des
organes souffrans* est aujourd'hui une langue

---

(1) En ouvrant ce cadavre, je me suis coupé au doigt indica-
teur de la main droite. J'ai continué l'autopsie, et il n'en est
rien résulté.

familière, nous nous serions arrêtés, nous aurions craint d'aggraver le mal, en faisant naître une violente inflammation.

En Allemagne, malheureusement, il n'en est point encore ainsi : les *remèdes* doivent combattre des *maladies*, et l'on ne s'occupe point d'examiner leur action sur les tissus vivans. Qu'en résulte-t-il? C'est que les médecins allemands, en général, administrent, sans hésitation, les médicamens les plus actifs; et, loin de reconnaître leur erreur, lorsque le succès ne répond pas à leur attente, ils s'empressent, au contraire, de rechercher quelque préparation plus violente encore : c'est ainsi qu'après avoir employé le camphre, qu'ils donnaient en potion et en lavement, ils ont eu recours aux teintures de fer, d'hellébore, de noix vomique, au bismuth, et, enfin, au phosphore. L'ouverture des cadavres nous enseigne tout ce que nous avons à redouter de semblables préparations, et la théorie, d'accord avec les faits, nous prouve qu'elles ne peuvent que hâter la mort. Ces vérités ne sauraient être dites trop souvent, ni répétées avec trop de force ; il faut que l'on comprenne que la médecine ne doit plus se faire d'inspiration, et que la vie des hommes est chose sacrée.

SIXIÈME OBSERVATION.

35 ans. — Maladies antérieures, réfroidissement et fatigue. — Développement du choléra. — Le malade raconte lui-même ses impressions au début du choléra. — Symptômes très-graves. — Amélioration. — Convalescence. — Développement subit du délire. — Mort. — Ouverture du cadavre.

Anguste Lemke, tailleur, âgé de 35 ans, tombe malade le 4 octobre, dans la nuit; il est reçu à l'hôpital le 5, à dix heures du matin.

Cet homme porte une hernie, et il est exposé, depuis plusieurs années, à des vomissemens, à la diarrhée et à des accès d'asthme.

Lemke nous a décrit lui-même l'invasion du choléra; voici comme il s'exprime :

« Le lundi 3 octobre, je me suis fatigué en déménageant mes meubles; le corps étant en sueur, j'ai dû m'exposer souvent à l'air et à la pluie; j'ai senti pendant toute la journée du lendemain un abattement extraordinaire et un assoupissement inaccoutumé; mes membres étaient appesanties, et mes forces diminuaient d'une manière progressive. Je ne puis pas dire que j'éprouvais de la douleur dans aucune partie du corps, cependant une sensation particulière m'annonçait l'apparition prochaine de la diarrhée. Ma respiration était libre, et je n'attribuais le dérangement que je ressentais qu'aux efforts que j'avais faits la veille, et surtout au refroidissement que j'avais éprouvé.

« Lorsque la maladie fut déclarée, toutes les choses me paraissaient enveloppées d'un brouillard ; cependant ma tête était libre, et je me rappelle exactement toutes les dispositions qu'on a prises pour me transporter à l'hôpital. A cette époque, une sensation pénible m'avertissait que j'étais fort malade ; je n'ai pas eu de crampes dans les mollets, et j'ai pu continuer à uriner. »

A son entrée à l'hôpital, voici les symptômes que le malade présentait :

Refroidissement de tout le corps ; langue glaciale ; point de pouls ; la face est pâle, et couverte d'une sueur visqueuse ; les yeux sont cernés et enfoncés dans les orbites ; il n'y a point de crampes dans les mollets, cependant le malade éprouve de faibles tiraillemens spasmodiques dans les orteils du pied droit. Au milieu de ces symptômes alarmans, Lemke a conservé la liberté de l'esprit, et il prie le médecin de faire tous ses efforts pour le rendre bientôt à ses pauvres enfans.

Traitement. Lavement camphré avec un scrupule de camphre ; bain acide de 3o degrés, Réaumur ; frictions avec la flanelle et des brosses douces ; infusion de menthe poivrée avec esprit de corne de cerf succiné ; bain de vapeurs. Tous ces moyens furent sans succès.

A six heures du soir, l'état du malade était le même qu'au moment de son entrée à l'hôpital ; on lui ordonne un second bain acide de 3o degrés, et, toutes les deux heures, 20 gouttes de teinture de fer acétique éthérée (teinture de Klaproth).

Une heure et demie après l'administration de ces remèdes, on observa une augmentation sensible de la chaleur de la peau, principalement sur les joues; le pouls commença à se faire sentir; mais il était si faible, qu'il n'était pas possible de compter les pulsations. L'expression du regard et l'éclat de la voix, revenu presque tout-à-coup, annoncèrent le retour à la vie : la respiration était beaucoup moins gênée, mais le malade se plaignait d'une ardeur brûlante le long de l'œsophage; les pupilles ne se contractaient pas à l'approche d'une vive lumière. Le malade avait des envies prononcées d'uriner, mais l'expulsion du fluide n'avait pas lieu; les selles, blanches et floconneuses, devinrent plus consistantes et moins copieuses.

A deux heures de la nuit, après avoir pris 60 gouttes de teinture de fer, il eut un vomissement de matières brunes, fluides et floconneuses; bientôt après, il eut des selles grises, claires, moins fluides qu'auparavant; point de crampes; l'urine n'avait pas paru.

Le 6 octobre, l'amélioration se soutient : la langue est humide et chaude, mais noircie par la teinture de fer : le malade continue à se plaindre d'ardeur dans le pharinx et l'œsophage. Continuation de l'usage de la teinture de fer; la dose n'est plus que de 10 gouttes toutes les trois heures, dans une tasse de tisane de gruau d'avoine.

Cet état se soutient pendant trois jours; le malade se lève, il prend des alimens; son rétablissement paraît prochain; on le fait passer dans la salle des convalescens.

Lemke y reste trois jours, mais les forces ne se rétablissaient pas; les mains étaient redevenues froides et marbrées; l'appétit ne se prononçait pas; la mélancolie semblait s'être emparée de son esprit.

Dans la nuit du 10 octobre, Lemke devient furieux, il veut se jeter par la fenêtre; lié sur son lit, il se débat avec violence; mais bientôt ses forces l'abandonnent, et il meurt vers cinq heures du matin.

Ouverture du cadavre, vingt-huit heures après la mort.

Aspect extérieur. Membres faiblement musclés; couleur violette de la peau à la partie postérieure du tronc; raideur cadavérique très-prononcée.

Tête. Les sinus de la dure-mère sont remplis de sang; la pie-mère qui recouvre les lobes antérieurs du cerveau est rouge, enflammée; la substance cérébrale est fortement injectée de sang.

Poitrine. Les poumons contiennent beaucoup

de sang ; surtout à leur partie postérieure ; mais sensiblement moins que chez les hommes qui meurent pendant l'accès du choléra. Le cœur n'offrait rien de remarquable.

Abdomen. La membrane muqueuse de l'estomac était très-ramollie au bas-fond, elle s'enlevait avec une grande facilité ; l'intestin présentait aussi semblables traces d'inflammation chronique de la membrane muqueuse ; les follicules, soit isolés, soit rassemblés en plaques, étaient très-saillans et fortement altérés ; sur deux plaques folliculeuses on remarquait des ulcères ; le gros intestin était rouge dans plusieurs points. La vessie, contractée, contenait peu d'urine. Les autres organes de l'abdomen ne présentaient pas d'altération notable.

Les réflexions se pressent à la lecture de cette observation. Et d'abord, remarquons la description des souffrances éprouvées par le malade, au moment de l'invasion du choléra ; elle est pleine d'intérêt. Rarement on trouve des hommes assez intelligens pour faire une narration exacte et correcte des maux qu'ils ressentent ; plus rarement encore rencontre-t-on des malades qui conservent assez de présence d'esprit pour rendre compte de leurs sensations au moment même où elles existent. Si l'on croyait pouvoir obtenir de semblables détails des hommes rétablis du choléra, on se tromperait ; on ne trouverait plus que des souvenirs infidèles, et quelquefois complettement effacés.

L'obscurcissement de la vue, survenu chez Lemke, au moment où le choléra était déclaré, existe-t-il chez tous les hommes? Nous l'ignorons. Plusieurs fois j'ai interrogé les malades sur ce point; mais leurs réponses n'étaient jamais satisfaisantes : la difficulté de parler qu'ils éprouvent ne permettait pas une longue conversation, et, lorsqu'ils se rétablissaient, ils avaient tout oublié. Malgré cette absence de documens certains, je suis disposé à admettre l'existence du fait, et je me fonde sur l'état de congestion qui se montre constamment dans le cerveau des individus morts du choléra. C'est aussi à la congestion, qu'il faut attribuer l'immobilité des pupilles. Ces faits se conçoivent très-bien physiologiquement, et se représentent, pour les mêmes motifs, dans l'apoplexie. C'est encore à cet état de congestion, que nous croyons devoir rapporter cet état d'hébétude qui existe pendant la convalescence, et se prolonge quelquefois après. Enfin, c'est aussi à la congestion prolongée pendant plusieurs jours, que nous attribuons, en grande partie, le développement subit du délire chez Lemke. On sait que la présence forcée du sang dans un organe le prédispose fortement à l'inflammation, et suffit même pour la faire naître.

La teinture de fer de Klaproth avait d'abord

paru réussir chez Lemke, et le médecin qui l'avait prescrite se félicitait d'avoir enfin trouvé un médicament *héroïque*, ainsi qu'il le disait, contre le choléra. Ses espérances furent promptement et péniblement trompées. J'ai recueilli dix observations de malades à qui la teinture de fer fut administrée, un seul n'est pas mort. Pouvait-il en être autrement? Je ne le pense pas. Qu'on examine, en effet, la composition de ce médicament, et l'on sera convaincu aussitôt qu'il doit être l'un des excitans les plus puissans de la thérapeutique, et cette propriété ne lui est pas contestée. Or, comment espérer un résultat avantageux des médicamens de cette nature, chez des malades qui annoncent, par leurs souffrances, l'existence d'un trouble profond dans les organes digestifs. La douleur de l'abdomen, à la moindre pression; les cris que poussent, assez souvent, les malades, les femmes surtout, lorsqu'on comprime cette région; la soif vive, l'appétence pour l'eau froide, le sentiment d'ardeur intérieure, qui porte les malades à se découvrir, quoique leur peau soit glacée: tous ces symptômes n'expriment-ils pas hautement que la membrane muqueuse digestive est le siége d'une vive inflammation? L'anatomie pathologique vient, en outre, présenter aux yeux des plus incrédules, des preuves incontestables : la rougeur partielle de la membrane muqueuse, les ramollissemens qu'on y trouve

si fréquemment, le gonflement des follicules mu-
cipares, ne sont-ils pas autant de faits qui attestent
l'existence de l'inflammation ?

Mais, passons : nous reviendrons plus loin sur
cet important objet. Je n'ai voulu qu'indiquer
ici que la teinture de fer, et tous les excitans
violens qu'on a vantés et qu'on vantera contre
le choléra, sont éminemment nuisibles, et que,
quelles que soient les apparences d'un moment,
le résultat définitif ne peut être que la perte du
malade.

Remarquons encore, à l'occasion de Lemke,
combien doit être grande la circonspection du
médecin qui veut porter un diagnostic sur l'issue du choléra. Tout annonçait, chez ce malade, une convalescence prompte et sûre; la
confiance était même si grande, que le médecin,
directeur de l'hôpital, avait déjà envoyé Lemke
dans la salle des convalescens, et c'est alors que
les accidens les plus violens se déclarent et que la
mort arrive. Nous ne connaissons aucun signe
qui annonce d'une manière certaine le retour à
la santé. Il en est un, cependant, qui a beaucoup
de valeur, parce qu'il trompe rarement : c'est la
réapparition du pouls. Mais ce symptôme ne
doit faire naître des espérances, que lorsque
le développement du pouls est progressif; si le
pouls, au contraire, se montre faible, inégal, et
disparaît par intervalles, il ne donne alors aucune

garantie. Nous en trouvons une preuve chez Wilhelmine Wildé (*voyez observation* 5°). Nous présenterons des considérations plus étendues sur ce sujet intéressant, lorsque nous nous occuperons du pronostic du choléra.

SEPTIÈME OBSERVATION.

Enfant de 3 ans.—Plusieurs accès de fièvre intermittente tierce.— Développement du choléra le 3 octobre.—Trismus.—Opisthotonos. — Mort le soir. — *Traitement.* —Sangsues à l'épigastre. —Émétique.—Opium et castoréum.—*Autopsie.*

Wilhelmine Kretzmann, âgée de 3 ans, éprouvait, depuis le 28 septembre, plusieurs accès de fièvre intermittente tierce. Le 2 octobre, elle avait eu le dernier. Le 3 octobre, vers le soir, tous les symptômes du choléra se développèrent. Le 4, à dix heures et demie du matin, elle entra à l'hôpital : pendant le chemin elle eut plusieurs vomissemens et plusieurs évacuations diarrhéiques. A son entrée, tous les symptômes du choléra étaient très-prononcés.

On lui donna la potion de Rivière; plus tard, les crampes devinrent très-fortes; après midi, les mâchoires commencèrent à se serrer, il survint un véritable trismus, suivi bientôt de l'opisthotonos; le pouls était tendu, petit, peu fréquent; la petite malade présentait un tableau affligeant; elle mourut à huit heures et demie du soir.

Traitement. Sangsues à l'épigastre; bain de

vapeur; frictions; tartre stibié; opium et castoréum à petites doses.

Ouverture du cadavre, treize heures après la
mort.

Aspect extérieur. Enfant médiocrement po-
telé; yeux enfoncés, à demi-ouverts; les pupilles
assez dilatées; les conjonctives un peu injectées;
les joues gonflées. Les lèvres violettes et fermées; les dents antérieures croisées; le maxil-
laire inférieur très-raide; les oreilles violettes; les
parties postérieures du tronc violettes; les parties
antérieures étaient moins colorées; les taches
étaient marbrées. Les doigts des mains fléchis;
toutes les articulations raides; les pieds courbés
en dedans. Les plis de la peau des doigts étaient
peu prononcés.

Tête. Vaisseaux de la dure-mère médiocrement injectés. La substance cérébrale contenait
beaucoup de sang; il n'y avait point d'altération
appréciable.

Canal rachidien. La dure-mère un peu injectée : nous trouvâmes, à la partie inférieure du
canal, entre l'arachnoïde et la dure-mère, une
assez grande quantité de fluide. La substance de
la moëlle épinière était dans son état normal.

Canal digestif. La bouche et les amygdales
présentaient une légère injection capilliforme.
Le larynx et la trachée présentaient la même
injection; il y avait de plus un peu de mucosité
écumeuse.

Poumons. Le poumon gauche avait contracté des adhérences par des brides celluleuses, formées à ses parties postérieure et antérieure ; il contenait beaucoup de sang ; la membrane muqueuse des bronches était très-injectée. Le poumon droit se présentait dans le même état que le poumon gauche, excepté qu'il n'avait pas d'adhérence.

Cœur. Le péricarde, très-légèrement injecté, contenait une demi-cuillerée à café de sérosité.

Le cœur, contracté, présentait les veines coronaires distendues par le sang. Dans les deux ventricules, il y avait du sang noir, sans trace de coagulation. L'aorte contenait aussi du sang noir non coagulé.

Le thymus était très-injecté.

Abdomen. L'omentum présentait ses artères et ses veines médiocrement injectées.

Les ganglions du mésentère étaient gonflés et rougeâtres.

L'œsophage était sain.

L'estomac affaissé. Le liquide contenu était brunâtre, fluide, sans flocons, formé en grande partie par la boisson prise dans les derniers instans de la vie.

Sur les parois de l'estomac, se trouvait un mucus gélatineux et visqueux. La membrane muqueuse était rouge dans la plus grande partie; cette coloration était formée par des stries et par des plaques ecchymosées. Cette couleur était principalement marquée vers le cardia et la grande courbure, et, dans ce dernier endroit, la membrane muqueuse était ramollie.

Canal intestinal. La portion ascendante et transverse du colon était distendue par des gaz. Au milieu de la longueur des intestins grêles existe une invagination de trois pouces de la partie supérieure dans l'inférieure.

Le colon contenait un liquide d'un vert grisâtre.

L'injection intérieure du colon était ramiforme et capilliforme.

La membrane muqueuse était ramollie et facile à détacher ; les follicules étaient très-développés ; presque tous présentaient leur orifice dilaté ou béant. Ces follicules étaient principalement développés dans l'appendice vermiforme.

Les matières contenues dans l'intestin grêle étaient liquides, floconneuses, d'un jaune brunâtre : il y avait aussi beaucoup de gaz.

La membrane muqueuse de la partie supérieure était injectée ; près du duodénum, la rougeur était pointillée ; cette rougeur était très-prononcée près de l'invagination. Vers ce point, la membrane était ramollie et facile à enlever par lambeaux.

Les follicules étaient développés dans toute la longueur de l'intestin iléon ; des plaques nombreuses existaient près de la valvule iléo-cœcale.

Le foie n'offrait point d'altération. La vésicule biliaire contenait une bile verte, noirâtre et visqueuse.

La rate était volumineuse, et sa membrane était durcie et gonflée dans plusieurs endroits.

Le pancréas, naturel.

La vessie, médiocrement contractée, était un peu injectée autour du col.

Les reins étaient dans l'état naturel.

Le sang contenu dans tous les vaisseaux était noir et non coagulé.

Nous avons déjà signalé la violence des accidens nerveux qui surviennent quelquefois pendant la durée du choléra; mais il convenait d'y revenir, pour s'occuper de recherches anatomico-pathologiques sur le système nerveux. La petite Kreutzmann paraissait réunir toutes les circonstances favorables à cette exploration, et si l'on devait découvrir quelque lésion notable, l'occasion ne pouvait pas être plus opportune; tout se trouvait réuni : jeunesse du sujet, violence des accidens, rapidité de la mort, ouverture prompte du cadavre; et, cependant, l'examen le plus minutieux ne nous a pas permis de rien découvrir d'extraordinaire. Le sang, il est vrai, pénétrait les membranes du cerveau, de la moelle épinière, et le parenchyme même de ces organes; mais il n'y avait rien de plus prononcé que chez les autres individus morts du choléra, sans phénomènes nerveux extraordinaires. Sans doute, la moelle épinière joue un rôle très important dans la manifestation du tétanos; mais quels changemens s'opèrent dans son tissu ? C'est là que commence l'hésitation. J'ai très-souvent examiné toutes les parties du système, et je n'y ai point trouvé de lésions constantes. Une fois j'ai vu le ganglion semi-lunaire rouge et paraissant enflammé; mais ce cas ne s'est présenté qu'une seule fois. Chez quelques individus, la substance médullaire m'a paru plus molle, et d'autrefois plus dure qu'elle ne l'est habituellement; mais il n'y a là rien de positif.

J'ai disséqué les nerfs des membres, et surtout ceux des jambes, à cause des crampes qui s'emparent des muscles de cette partie, et je n'y ai jamais rien trouvé.

Ces faits prouvent que, malgré la part active que les nerfs prennent à la manifestation des symptômes du choléra, leur tissu résiste long-temps aux altérations que l'irritation tend à y produire.

Passons maintenant à l'étude d'une nouvelle forme de la maladie, ou plutôt d'une transformation du choléra; je veux indiquer le choléra typhoïde, ou, mieux, le passage du choléra à l'état typheux.

HUITIÈME OBSERVATION.

Jeune homme de 22 ans. — Développement du choléra. — Passage à l'état typheux dès le second jour. — Traitement. — Trois saignées, quatre applications de sangsues, deux applications de ventouses, sinapismes, calomelas. — Mort. — Autopsie. — Sérosité dans les ventricules du cerveau, peu de sang dans cet organe. — Inflammation du tube digestif, notamment de l'appendice cœcale, etc.

Wilhelm Malowski, jeune homme de 22 ans, grand, bien constitué, tombe malade le 2 octobre, après midi, et il entre à l'hôpital le même soir, à neuf heures et demie. Malowski couchait habituellement dans une chambre humide, et où se trouvait alors, malade du choléra, un de ses camarades, nommé Charles Becker. La diarrhée précéda de plusieurs jours, puis survinrent les vomissemens et tous les accidens du choléra. A son entrée à l'hôpital, Malowski présentait les symptômes suivans : soif vive; langue froide, légèrement muqueuse; voix éteinte; joues creuses, pommettes saillantes; yeux cernés, enfoncés dans les orbites; mains et pieds bleuâtres, coloration qui s'étendait jusqu'au genou; peau des doigts plissée, refroidissement de toute la peau; nulle excrétion d'urine; point de crampes dans les mollets, ni de vomissemens depuis l'entrée à l'hôpital; respiration courte, très-difficile.

Traitement. Bain acide à 3o degrés, bain de vapeurs; frictions; infusion de menthe poivrée,

avec addition de liqueur de corne de cerf; émul-
sion camphrée; lavement camphré.

Le soir, le malade semble un peu mieux; le
pouls s'est élevé; la respiration est plus libre :
on continue la médication prescrite le matin.

Le 3 octobre, le pouls s'est développé, il est
fréquent; les narines sont sèches; les joues colorées; le malade est assoupi; la chaleur de la
peau s'est un peu ranimée; il n'y a plus de vomissemens.

Dans la nuit du 3 au 4, le malade s'éveille
en sursaut; il saute en bas de son lit, et fait
quelques pas dans la chambre. L'infirmier le recon-
duit dans son lit, et il y reste assez tranquille. Vers
onze heures du matin, un délire calme se déclare;
les paupières sont fermées; la peau est chaude,
celle des doigts reste plissée. Le malade est mis
dans un bain d'eau chaude; une demi-heure après
en être sorti, la peau devient humide, et une transpiration générale se déclare. Une médication active avait été déployée contre tous ces accidens :
le malade avait pris, dans la nuit, deux grains
de calomel, toutes les deux heures; on lui avait
appliqué un sinapisme sur la poitrine, six ventouses sur le dos; mais elles ne fournirent point
de sang. Plus tard, vingt sangsues furent placées
derrière les oreilles; le sang coula bien, et le
pouls s'éleva. A six heures du soir, la parole est
embarrassée; la soif est vive; la langue est sèche

au milieu ; le malade éprouve une grande anxiété. Application de quatre ventouses scarifiées, sur la nuque et la partie supérieure du dos : le sang coule, et le malade est plus calme.

Le 5, les évacuations alvines sont involontaires ; elles ont une couleur brune ; la tête est fort embarrassée ; les paupières sont constamment fermées, et, si le malade les ouvre un instant, lorsqu'on lui parle, c'est pour les refermer aussitôt ; apparition d'une surdité faible ; décubitus en supination. Le malade est mis dans un bain tiède, et on lui fait, en même temps, des affusions d'eau froide sur la tête ; puis, on le saigne au bras et on lui applique des sinapismes aux jambes. La saignée est répétée dans la journée, et, le soir, on renouvelle une application de sangsues, derrière les oreilles.

Le 6, l'état typhoïde ne s'est point amélioré ; le malade est plongé dans un état soporeux, dont on a peine à le faire sortir : la langue est sèche ; le pouls irrégulier, fréquent et mou ; les évacuations alvines sont supprimées. Le médecin prescrit l'application de la glace sur la tête et une saignée du bras. Les veines du bras droit sont ouvertes, mais elles ne fournissent pas de sang ; le bras gauche est mis dans l'eau chaude, et l'on en tire neuf onces de sang. Dans l'après-midi, le malade est mis dans un bain, et l'on renouvelle les ablutions d'eau froide sur la tête : toutes les trois heures, on administre deux grains de calomel, dans le but d'obtenir des évacuations alvines. Le soir, le pouls est petit, faible, et quelquefois presque imperceptible.

Le 7, les symptômes s'aggravent; le malade entend à peine, lorsqu'on lui parle. Le médecin ordonne de recommencer la saignée; l'on continue le calomel et l'application de la glace sur la tête.

Le 8, les joues sont décolorées; la bouche est béante, les lèvres et la langue desséchées; le râle se fait entendre; le pouls fuit : la mort arrive à une heure de l'après-midi.

Ouverture du cadavre, vingt-trois heures après la mort.

Aspect extérieur. Cadavre bien musclé; raideur cadavérique prononcée; paupières fermées.

Tête. Les sinus de la dure-mère contiennent peu de sang. Les vaisseaux de la pie-mère sont faiblement injectés. La substance cérébrale ne présente pas d'altération notable; elle est faiblement injectée; les ventricules cérébraux contiennent environ une demi-once d'un liquide limpide et jaunâtre. Les plexus choroïdes sont rouges.

Poitrine. Les poumons étaient sains : tous deux adhéraient, par leurs parties supérieure et postérieure, à la plèvre costale. Ils étaient un peu affaissés; leur partie antérieure contenait très-peu de sang; leur partie postérieure en contenait beaucoup, mais moins que dans les cas ordinaires de choléra.

Le cœur est sain, ses deux cavités sont presque vides de sang; il existe dans le ventricule droit un caillot fibrineux, très-gros et très-long, qui s'étend dans l'artère pulmonaire.

Abdomen. L'aspect extérieur des intestins n'offre rien de remarquable.

La membrane muqueuse de l'estomac est tapissée d'un mucus épais, verdâtre, très-adhérent. La membrane muqueuse elle-même est peu malade; on ne voit des traces inflammatoires que vers les régions cardiaque et pylorique. La portion de cette membrane, placée au bas-fond, est grisâtre, ramollie, et s'enlève avec facilité.

L'intestin duodénum offre plusieurs points rouges, enflammés. L'intestin jéjunum contient beaucoup de fluide d'un gris jaunâtre; des mucosités glaireuses adhèrent aussi à la membrane muqueuse. Il n'y a que très-peu de traces d'inflammation aiguë. Le commencement de l'intestin iléon présente une plaque folliculeuse, superficielle, longue d'un pouce et demi environ. Dans le reste de l'intestin on trouve encore, près de la valvule iléo-cœcale, deux plaques folliculeuses, de quatre ou cinq lignes d'étendue. La valvule iléo-cœcale elle-même était couverte d'une foule de follicules, dont chaque ouverture apparaissait sous forme de petit point noir , légèrement déprimé au-dessous de la membrane.

Le gros intestin présentait les follicules de la membrane muqueuse assez développés ; on n'y voyait que des traces légères d'inflammation.

L'appendice cœcale était gonflée, durcie ; sa membrane muqueuse était criblée de follicules développés, et dont l'ouverture apparaissait sous forme de petit point noir déprimé.

Le foie contenait peu de sang ; il ne présentait pas d'altération notable. La vésicule biliaire était remplie d'une bile liquide, verdâtre, contenant beaucoup de petits flocons.

La rate était saine.

La vessie était distendue par une grande quantité d'urine de couleur jaune-citrine. La membrane muqueuse était pâle, blanchâtre dans toutes ses parties.

Il est facile de pressentir toutes les réflexions que fait naître cette première observation de choléra transformé en typhus. Et d'abord, quoi de plus remarquable que la différence de symptômes de ces deux états morbides : dans le premier stade, nous voyons les phénomènes nerveux jouer le rôle principal ; dans le second, nous voyons apparaître les phénomènes inflammatoires, qui se développent rapidement et épuisent la vie. Chez Malowski, les accidens inflammatoires se sont manifestés de bonne heure : dès le second jour de la maladie, la langue se sèche, la soif est très-vive, la chaleur reparaît ainsi que le pouls, le délire survient, les vomissemens cessent, et les selles deviennent rares et changent de nature. Le médecin le moins habile ne saurait se tromper sur cette transformation, car les symptômes du typhus sont presque en opposition directe avec ceux du choléra : nous avons vu en effet, dans cette dernière affection, qu'au lieu de délire, de coma, de sécheresse de la langue, etc., il y a conservation de l'intelligence, langue humide, souvent nette, perte de la chaleur et absence du pouls.

La transformation du choléra en typhus est chose fréquente, et ce phénomène nous semble jeter quelque lumière sur la nature des désordres organiques qui existent pendant la maladie. Ne peut-on pas concevoir que le système nerveux, atteint le premier par la *cause inconnue* du choléra, exprime sa souffrance par tous les symptômes que nous avons indiqués ; mais que, bientôt, la membrane muqueuse digestive, excitée par la même cause, s'enflamme et fasse une sorte de révulsion, qui détruise les phénomènes nerveux qui s'étaient manifestés ? S'il en est ainsi, l'on conçoit que la mort peut survenir lorsque les phénomènes nerveux sont dans toute leur violence, et alors point de signes inflammatoires nettement caractérisés ; mais si l'état inflamma-

toire augmente en même temps que l'excitation
nerveuse diminue, les symptômes qui signalent
cet état se prononcent, et la transformation en
typhus s'opère rapidement. Cette explication ad-
mise, l'on comprend que les signes propres au
choléra ne peuvent exister au-delà de trois et
très-rarement quatre jours; car les phénomènes
nerveux épuisent rapidement la vie, tandis qu'elle
peut se prolonger pendant huit ou dix jours, et
plus, lorsque la membrane muqueuse digestive
est le principal organe malade.

En séparant, ainsi que nous venons de le faire,
les symptômes en deux séries, nous n'avons réel-
lement exprimé qu'un fait; mais ce fait ne serait
plus exact, si nous prétendions exclure l'une de
ces séries par l'autre. L'observation prouve, au
contraire, que lors même que les accidens nerveux sont très-violens et très-promptement mortels,
le tube digestif n'en éprouve pas moins des lésions
inflammatoires plus ou moins profondes. Si les
symptômes de cette phlegmasie ne se manifestent
pas, c'est que les sympathies sont entravées par
le trouble du système nerveux.

L'activité du traitement mérite d'être signalée:
certes, le médecin physiologiste le plus hardi n'eût
pas usé plus largement des déplétions sanguines,
qu'on ne l'a fait chez Malowski. Trois saignées,
quatre applications de sangsues, deux applications
de ventouses scarifiées, voilà des moyens qui n'ont

pas dû être sans influence sur la marche de la maladie. Mais de quelle nature a été cette influence ? Cette question mérite d'être examinée; elle est d'une grande importance pour la pratique.

Des médecins habiles se sont plusieurs fois demandé si les saignées sont applicables à toutes les époques d'une phlegmasie, et si l'on doit combattre cette lésion par des déplétions sanguines répétées. La théorie semblait se déclarer pour l'affirmative; des essais ont été faits, et les résultats ont été presque constamment malheureux. Il fallut alors écouter les leçons de l'expérience, et chercher la cause des insuccès. On reconnut bientôt que, lorsqu'une phlegmasie envahit un tissu, elle y produit promptement des altérations contre lesquelles les moyens antiphlogistiques viennent échouer.

Au début de l'inflammation, les déplétions sanguines rendent incontestablement d'importans services, et elles conviennent tant que la turgescence des gros vaisseaux s'oppose à la circulation des fluides; mais lorsque le sang s'est en quelque sorte identifié avec les tissus, lorsque des altérations organiques existent, les déplétions sanguines ne font plus qu'affaiblir le malade, sans diminuer en rien l'intensité de la phlegmasie locale; l'activité du système nerveux s'accroît alors de toute celle que perd le système sanguin; les sympathies sont rendues plus faciles, et la mort arrive promptement, sous la double influence des lésions organiques et de la perte abondante du sang.

Il est donc prudent, dans le traitement du choléra comme dans celui de toutes les phlegmasies aiguës, de ne pas pousser trop loin les évacuations sanguines : il arrive une époque où il ne peut en résulter que des inconvéniens et souvent des dangers.

Les pertes considérables de sang éprouvées par Malowski, expliquent suffisamment l'absence de ce fluide dans les cavités du cœur, et la faible coloration des membranes du cerveau.

NEUVIÈME OBSERVATION.

Homme de 34 ans — Apparition du choléra, après l'ingestion d'un verre d'eau. — Le troisième jour de la maladie, délire, fréquence du pouls, manifestation de l'état typheux. — *Traitement.* — Sangsues, saignée, sinapismes. — Mort. — *Autopsie.* — Congestion sanguine au cerveau, inflammation de l'estomac et des intestins, plaques folliculeuses, inflammation du ganglion semi-lunaire.

Fréderic Vogel, garçon potier, âgé de 34 ans, d'une constitution robuste, logeait au rez-de-chaussée, dans une chambre humide et située au-dessous du sol. Cet homme avait éprouvé, pendant l'été, plusieurs accès de fièvre intermittente, qui se sont dissipés sans traitement.

Après un souper fort simple, Vogel boit un verre d'eau, et, dans la nuit du 2 au 3 octobre, le choléra se déclare. Le malade est éveillé par des crampes violentes dans les mollets; la diarrhée survient; elle est bientôt suivie de vomissemens fréquens et copieux. Vogel fut transporté à l'hôpital, à une heure de l'après-midi. Tous les symptômes du choléra étaient très-prononcés : langue froide; extrémités inférieures bleues et très-froides; peau des doigts profondément plissée; voix éteinte; respiration courte, fréquente ; anxiété profonde ; les muscles des membres, et même ceux du ventre, éprouvaient des crampes douloureuses : on voyait ces derniers se contracter et former des nodosités volumineuses. Le pouls était presque insensible; la soif très-vive, et les urines nulles. Le malade demandait avec instance de l'eau fraîche.

Ces accidens durèrent deux jours, en présentant des variétés dans leur intensité. Ils furent combattus par un bain chaud acide, un bain de vapeurs, l'infusion de menthe, etc.

Le 5 octobre, le malade est très-agité pendant la nuit; la diarrhée a reparu abondante, mais elle cesse vers onze heures du matin : plus de vomissemens ; le pouls s'est élevé; il bat 90 fois par minute ; la peau devient chaude. La nuit suivante, l'agitation reparaît, le délire survient; il faut deux infirmiers pour surveiller le malade.

Traitement. Seize sangsues au front, trois grains de calomelas toutes les deux heures, glace sur la tête, sinapismes aux jambes et à la nuque.

La stupeur augmente; la peau, surtout celle des extrémités, se couvre d'ecchymoses d'un bleu-rougeâtre, quelques-unes sont de la grandeur de la main; le pouls est très-faible; les sinapismes précédemment appliqués n'ont point excité la peau. Le médecin prescrit une saignée : la veine est ouverte, mais le sang ne s'échappe pas.

A six heures du soir, le 6 octobre, le pouls disparaît, mais l'agitation augmente; vers minuit, le malade devient plus calme; il meurt le 7, à huit heures du matin.

Pendant toute la durée de la maladie, la soif a toujours été vive, l'abdomen douloureux; mais la langue n'a jamais été ni sèche, ni noire.

Ouverture du cadavre, vingt-sept heures après la mort.

Aspect extérieur. La peau est couverte d'ecchymoses; les muscles sont saillans et durs; la raideur cadavérique est très-grande; la cornée a presque conservé l'éclat de la vie.

Crâne. Les sinus de la dure-mère sont remplis de sang; la pie-mère est très-injectée; la substance cérébrale contient beaucoup de sang : il n'y a point de sérosité dans les ventricules.

Le canal rachidien contient un peu de sérosité jaunâtre.

Poitrine. Les plèvres, saines, ne renfermaient point de sérosité. Les deux poumons adhéraient, par des brides légères et anciennes, aux plèvres costales; ils contenaient du sang à leur partie postérieure; leur tissu était sain.

Le péricarde renfermait deux gros, environ, de sérosité. Les cavités droites du cœur contenaient un sang noir et liquide; les cavités gauches en contenaient très-peu; il y avait un petit caillot.

Abdomen. La surface externe de l'estomac et des intestins ne présentait pas de coloration remarquable.

La membrane muqueuse de l'estomac était très-rouge, surtout vers le pylore.

Le jéjunum et l'iléon offraient de nombreuses traces d'inflammation : près de la valvule iléo-cœcale, on voyait plusieurs plaques folliculeuses, de la largeur de quatre à cinq lignes, et de la longueur d'un pouce, au moins.

Le foie était abondamment gorgé de sang.

La vésicule était remplie d'une bile brune et verdâtre.

La rate était petite, et ne contenait pas de sang.

La vessie était petite, contractée, et ne contenait pas d'urine.

Le ganglion semi-lunaire du grand sympathique était rouge, et paraissait enflammé.

Les symptômes de typhus développés chez Vogel, méritent d'être signalés, parce que ce sont ceux qui se montrent le plus fréquemment à la suite du choléra.

L'erreur serait grande, si l'on s'attendait à trouver constamment, comme dans le typhus ordinaire, les dents sèches, fuligineuses, la langue charbonnée, les mains tremblantes, etc.; enfin tous les accidens qui accompagnent communément cette maladie.

Le typhus consécutif au choléra, commence lorsque la tête se prend; les symptômes inflammatoires du tube digestif sont alors plus ou moins prononcés; mais ils ne sont jamais aussi violens que dans le typhus des camps et des prisons : au moins je ne les ai jamais vus.

Les taches ecchymosées survenues le quatrième jour de la maladie, ne sont pas rares chez les individus atteints de typhus; nous les avons observées plusieurs fois : elles prennent différentes formes; chez quelques malades, ce sont de petites taches rouges, superficielles, en un mot, de véritables pétéchies; d'autres fois, ce sont de grandes taches d'un rouge violet, et qui semblent pénétrer la profondeur de la peau. Ce symptôme est d'un mauvais augure.

DESCRIPTION GÉNÉRALE DU CHOLÉRA.

Toutes les personnes peuvent être atteintes du choléra ; la vieillesse et l'enfance n'en sont point exemptes : les assertions contraires avancées par plusieurs médecins sont démenties par les faits. Les tableaux de mortalité que nous avons présentés en fournissent des preuves surabondantes. On a cru, pendant quelque temps, que les phthysiques ne contractaient pas le choléra ; c'était une erreur. Les femmes enceintes ne sont point épargnées ; l'on en a vu accoucher pendant une attaque de choléra ; ce fait s'est présenté dernièrement à l'hôpital de la rue des Cuisiniers, à Berlin : l'accouchement a été opéré par le docteur Heyfelder ; la mère a vécu deux jours ; l'enfant est mort deux heures après sa naissance (1).

Quelle est la cause du choléra ? Nous devons convenir que nous l'ignorons. Les théories médicales ne nous offrent, sur ce point, que des résultats incomplets et qui ne s'appuient que sur des hypothèses plus ou moins ingénieuses. Ainsi, quelques médecins ont attribué le choléra au principe magnétique ; d'autres, à une force tellu-

____

(1) *Voyez* en outre l'observation rapportée page 37.

rique, et quelqu'uns à des causes encore plus obscures ou plus ridicules. Selon un chimiste allemand, ce serait un principe alcalescent développé dans le sang; selon Hahnemann, des insectes imperceptibles auraient amené l'affreuse épidémie qui a ravagé l'Asie, l'Afrique, et une grande partie de l'Europe.

Mais, si nous ignorons la cause du choléra, nous connaissons au moins fort bien les circonstances qui favorisent le développement de la maladie. Ainsi, l'observation apprend que les personnes prédisposées aux atteintes du choléra sont celles qui sont affaiblies par l'âge, les excès, la mauvaise nourriture, un travail fatigant, les émotions pénibles de l'âme, la peur surtout, et un séjour dans les lieux bas et humides, ou mal aérés. Chez une personne placée dans ces circonstances, il suffit d'un refroidissement de la peau, d'une mauvaise digestion, ou d'un excès quelconque, pour faire naître la maladie.

En général, le développement du choléra est précédé de l'apparition de la diarrhée et d'un malaise de la tête; quelquefois il y a disposition à l'assoupissement. J'ai vu des cas où le choléra a débuté subitement par des crampes dans les mollets et les muscles des bras.

Le choléra survient plus souvent la nuit que le jour.

Voici les symptômes d'un accès bien prononcé :

Les pieds, les mains sont violacés et tout-à-fait froids; la peau des doigts, et souvent celle des orteils, est ridée, comme si ces parties eussent été tenues long-temps dans l'eau; un demi-cercle bleuâtre existe à la base de l'ongle. Il n'y a point de pouls; toutefois on sent ordinairement les pulsations de l'artère carotide et du cœur : ces pulsations, en général, sont précipitées, de 80 à 120 par minute. La langue est froide, bleuâtre, assez souvent couverte d'une couche légère de mucosités blanchâtres. Une sueur froide et visqueuse est répandue sur le front et les joues; la face est froide, bleuâtre, quelquefois complète-ment décolorée; dans d'autres cas, les pommettes seules sont rouges ou bleues. La bouche est entr'ouverte; les lèvres sont bleues; les joues creuses, les pommettes saillantes; les yeux en-foncés dans les orbites, et souvent entourés d'un cercle brunâtre. Lorsque le malade est en repos, le globe de l'œil est tourné en haut, et ne montre, à travers les paupières entr'ouvertes, que le blanc de la sclérotique.

Des crampes plus ou moins violentes existent dans les mollets, et quelquefois dans les muscles des bras. La respiration est courte, précipitée; une inspiration profonde est impossible; une anxiété inexprimable se montre dans les traits du malade. Au milieu de cet appareil de symptômes effrayans, le malade conserve sa raison; il répond juste à toutes les questions ; mais la voix est faible, éteinte, saccadée ; elle est *cholérique*, comme nous le disions à Berlin, afin d'exprimer d'un seul mot les caractères qui la rendent si remarquable.

Les vomissemens sont ordinairement fréquens au début de l'accès ; un liquide blanchâtre, floconneux, est expulsé ; quelquefois ce sont des matières grises, verdâtres, bilieuses.

La diarrhée n'est d'abord qu'un fluide aqueux, floconneux, semblable à de l'eau de riz. Ce liquide prend bientôt une couleur grisâtre, homogène ; puis il devient brunâtre ou jaunâtre, et prend un peu plus de consistance.

Ces évacuations du tube digestif sont quelquefois fort abondantes ; d'autrefois elles durent très-peu ; il n'y a que deux ou trois vomissemens, et autant de déjections, et cependant la maladie n'en est pas moins grave.

La soif est vive, et les malades ont une grande appétence pour l'eau froide. Si l'on presse la région épigastrique, on la trouve toujours sensible, et quelquefois très-douloureuse.

Les urines sont nulles ou rendues en très-petite quantité ; elles sont généralement troubles et blanchâtres.

L'accès du choléra dure depuis une ou plusieurs heures, jusqu'à un jour, et quelquefois deux. Après cette époque, le choléra se transforme communément en une autre maladie, appelée typhus.

Le choléra se termine de trois manières : 1° par la santé; 2° par sa transformation en typhus; 3° par la mort.

1° La terminaison directe par la santé est la plus rare; nous l'avons cependant observée plusieurs fois, notamment sur le nommé Maurer, dont nous avons rapporté l'observation (1). Cette terminaison arrive particulièrement chez les adultes bien constitués, et qui ne portaient aucune altération organique chronique. Dans cette circonstance, la convalescence est ordinairement rapide, c'est-à-dire, de trois ou quatre jours; mais le pouls conserve, en général, une lenteur remarquable.

2° La transformation du choléra en typhus a lieu à des époques indéterminées : on l'a vue se prononcer le premier jour; le plus souvent, c'est le deuxième ou le troisième jour, quelquefois plus tard. Cet état s'annonce par les symptômes suivans : rougeur de la face, injection des paupières, éclat singulier des yeux, chaleur augmentée du front, respiration moins précipitée, pouls fréquent, vibrant; sécheresse de la peau; inquiétude, agitation; quelquefois sentiment de mieux-être, qui n'est pas en rapport avec l'état réel du malade. Bientôt l'état typheux se prononce plus distinctement : la partie interne des yeux se couvre souvent d'un mucus jaunâtre, épais; les narines

____

(1) *Voyez* : deuxième observation, page 48.

sont sèches ; la langue devient sèche et rugueuse, puis brune et quelquefois noirâtre ; la peau de la face présente, dans quelques cas, diverses couleurs à la fois : elle est jaunâtre, rouge et violacée. La physionomie a une expression particulière qui approche de la stupidité. Au commencement, on peut encore éveiller le malade, sans peine ; il reconnaît ceux qui l'entourent ; il répond d'une manière embarrassée, et retombe aussitôt dans l'assoupissement. La chaleur de la peau est inégalement répartie : faible sur les membres et la face, elle est très-prononcée sur le tronc. Le pouls bat ordinairement de 80, 90 à 100 fois par minute ; il est tantôt plein, tantôt faible. Les selles sont bilieuses, demi-liquides, et, quelquefois, mêlées de mucus gélatineux : le malade les rend involontairement, ainsi que les urines.

Cette nuance de typhus diffère peut-être du typhus ordinaire, par l'absence d'exacerbation et de rémission. Le matin, le soir, la nuit, n'amènent aucun changement dans l'état du malade. La durée de ce typhus est assez variable : lorsque l'issue doit être mortelle, elle a lieu trente-quatre, trente-six, soixante-douze heures après l'invasion, rarement plus tard. Le retour à la santé s'annonce ordinairement le troisième ou le quatrième jour.

Les dangers du typhus ne sont pas moins grands que ceux du choléra, et c'est, en effet, de cette manière que meurt un très-grand nombre des malades.

La convalescence, à la suite du typhus, est beaucoup plus lente et plus difficile que lorsque le choléra se termine directement par la santé.

3° La terminaison par la mort est malheureusement la plus fréquente; sur 2,200 malades, il y a eu 1,400 morts et 800 guéris.

La mort arrive à des époques très-variables. Sur 77 malades entrés à l'hôpital de M. Romberg, du 13 au 19 septembre, un est mort pendant qu'on le transportait; 8 sont morts trois heures après leur entrée; 5, six heures après; 15, douze heures après; 7, vingt-quatre heures après; 8, quarante-huit heures après; 3, soixante-douze heures après; et 5, quatre-vingt-seize heures après. Dans l'hôpital de M. Bœhr, on a reçu une famille dont l'homme est mort en arrivant; la femme est morte une heure après, et l'enfant, le même jour.

La rapidité de la mort est, en général, en rapport avec la gravité des accidens : l'âge du sujet, le sexe, son tempérament, paraissent n'exercer aucune influence.

Passons à l'examen des cadavres.

Les cadavres des individus morts du choléra ont des caractères particuliers qui ne peuvent échapper à l'observateur le moins attentif. Immédiatement après la mort, l'œil semble reprendre de la vivacité; les joues restent colorées; la bouche est souvent entr'ouverte; les traits sont moins

avec soin, avait conservé sa couleur grisâtre habituelle.

Les différens plexus de l'abdomen et de la poitrine ne nous ont jamais offert d'altération appréciable; il en est de même des filets nerveux qui en partent. Les principaux nerfs des membres ne m'ont jamais présenté d'altération. Ces recherches minutieuses ont été faites sur plusieurs cadavres, et le résultat a toujours été le même.

Système vasculaire. Le cœur nous a constamment présenté les cavités droites plus ou moins distendues par un sang noir, légèrement poisseux, mêlé à des caillots fibrineux, d'un volume et d'une longueur variables. Ces caillots, quelquefois grisâtres, d'une assez grande consistance, s'étendaient dans l'artère pulmonaire; d'autres fois ces caillots étaient d'un blanc jaunâtre, assez semblables à de l'albumine à demi concrétée; en général, les caillots de cette forme ne s'étendaient pas dans l'artère ni les veines.

Les cavités gauches contenaient beaucoup moins de sang; rarement on y rencontrait des caillots, et, s'il en existait, ils étaient beaucoup plus petits. Le sang contenu dans ces cavités était quelquefois mêlé d'un très-grand nombre de petites bulles d'air, phénomène qu'il n'est pas facile d'expliquer, car les cadavres sur lesquels je l'ai observé, ne présentaient aucun signe de putréfaction.

La substance même du cœur ne nous a jamais présenté d'altération qu'on puisse rapporter au choléra; une seule fois , nous avons trouvé , chez une femme nommée Wilhelmine Wildé (1), des ecchymoses sur la partie postérieure du cœur ; l'une de ces ecchymoses , placée sur le trajet de la veine coronaire , avait sept à huit lignes de diamètre en tous sens.

Les gros troncs veineux et artériels qui se rendent au cœur, contenaient assez souvent du sang noir, fluide , et quelquefois des caillots fibrineux.

Les artères des membres étaient vides de sang ; chez quelques-unes d'entre elles, on trouvait un petit caillot qui occupait à peine le quart de la capacité.

Les veines contenaient, en général, beaucoup de sang noir, fluide et visqueux.

Les parois des vaisseaux ne m'ont jamais offert d'altération.

Le péricarde a toujours été trouvé sain , contenant très-peu de liquide ; et, dans quelques cas , il n'en renfermait pas du tout ; plusieurs fois nous avons remarqué que la sérosité était visqueuse , filante , et semblable à de la synovie.

Appareil respiratoire. Le larynx et la trachée-artère étaient sains. Les poumons, au contraire , offraient constamment les traces d'une congestion plus ou moins considérable. Cette congestion était

____

(1) Voyez l'observation cinquième.

très-forte à la partie postérieure et à la base du poumon; elle était beaucoup moins prononcée vers le bord antérieur et au sommet de l'organe, ou quelquefois elle n'existait pas du tout. En comprimant le tissu des poumons dans les parties engorgées, on sentait encore une légère crépitation, et, lorsqu'on le lavait à plusieurs reprises dans l'eau, on le débarrassait du sang qu'il renfermait. Ces caractères prouvent suffisamment l'existence pure et simple d'une congestion. Il est à remarquer que sur le grand nombre de cadavres que j'ai ouverts, ou vu ouvrir, je n'ai jamais trouvé les traces d'une pneumonie aiguë, et cependant le sang abonde tellement dans les poumons, que ces organes remplissent quelquefois presque complètement la cavité de la poitrine.

Les plèvres sont saines; la sérosité qu'elles secrètent est assez souvent visqueuse et semblable à de la synovie.

Appareil digestif. Les organes que nous allons examiner méritent toute notre attention, et par le rôle important qu'ils jouent dans le choléra, et par la constance des altérations qu'ils présentent.

La bouche, le pharynx et l'œsophage n'offrent rien de remarquable; j'ai trouvé une seule fois l'œsophage rouge dans son tiers inférieur : cette couleur était produite par des vaisseaux élégamment ramifiés et gorgés de sang.

Lorsqu'on ouvre l'abdomen, on est souvent frappé de la teinte rosée et quelquefois rougeâtre que présente le grand épiploon, surtout vers son bord libre; cette couleur est due à la présence du sang dans les petits vaisseaux de la membrane. Le mésentère et les différens replis du péritoine ne nous ont rien offert de remarquable. La sérosité est secrétée en très-petite quantité; assez souvent elle est visqueuse, comme dans celle du péricarde et des plèvres.

L'estomac et les prétestins ne présentent, en général, rien de remarquable à l'extérieur : assez souvent ils sont distendus par des gaz et des fluides. Les invaginations, dont quelques médecins ont beaucoup parlé, sont rares. Je ne les ai rencontrées que trois fois; elles étaient dirigées de haut en bas, et peu profondes.

La surface interne de l'estomac s'est constamment montrée plus ou moins profondément altérée; ordinairement c'était une rougeur dendroïde située vers le cardia ou le pylore; très-souvent on trouvait des traces d'une ancienne phlegmasie, caractérisée par le ramollissement, et quelquefois la destruction de la membrane muqueuse du bas-fond de l'organe. Deux fois nous avons rencontré plusieurs petites ulcérations de deux lignes au plus de diamètre. Une fois la membrane muqueuse, épaissie très-notablement, était d'un blanc rosé, mamelonnée et ridée. Les artères contenaient peu ou point de sang ; les veines, au contraire, étaient fréquemment pleines de sang, et apparaissaient quelquefois, sous la membrane muqueuse ramollie du bas-fond de l'organe, comme des lignes brunâtres, ou d'un rouge obscur, simulant une arborisation grossière.

Le fluide contenu dans l'estomac était presque toujours formé par un mélange de tisane et de mucosités secrétées par l'organe : quelquefois il s'y trouvait un peu de bile ; dans d'autres cas, il n'y avait rien, si ce n'est des mucosités blanchâtres et adhérentes aux parois de l'estomac.

La membrane muqueuse de l'intestin grêle présentait aussi des altérations constantes. Tous les individus que j'ai ouverts, dont le nombre est de quarante-deux, ceux que j'ai vu ouvrir, et tous ceux qui ont été ouverts avant et pendant mon séjour, ce qui forme un total de plusieurs centaines de cadavres, ont constamment offert des altérations de la membrane muqueuse intestinale, caractérisées par des rougeurs plus ou moins vives, et par le développement morbide des follicules muciparoares.

Les rougeurs se présentaient sous forme de taches variables pour la grandeur et l'intensité de la couleur ; quelquefois longues d'un pouce ou deux, elles avaient, chez plusieurs individus, plus d'un pied d'étendue. Ces rougeurs étaient séparées entre elles par des intervalles où la membrane muqueuse conservait toute son intégrité. Les taches rouges de l'intestin étaient formées par le sang accumulé dans les vaisseaux ; quelquefois ce fluide s'échappait, soit par rupture, soit par suintement, et l'on trouvait alors de très-petites ecchymoses sous la membrane muqueuse, ou du sang à sa surface. Il n'était pas rare de rencontrer plusieurs portions de la membrane ramollies, et qui s'enlevaient avec facilité au moindre frotte-ment. La dernière moitié de l'intestin grêle était celle qui était le plus exposée aux altérations que nous venons de décrire.

L'altération des follicules muqueux se présentait sous deux formes : c'était des petits boutons isolés, saillans, blanchâtres, ou d'un blanc grisâtre; ou bien, ces follicules se réunissaient, s'aggloméraient, et formaient des plaques de grandeur variable, depuis quelques lignes jusqu'à plusieurs pouces. Ces plaques n'apparaissaient que vers le milieu de l'intestin ; elles devenaient nombreuses et quelquefois très-considérables, à mesure qu'on s'avan-çait vers la valvule iléo-cœcale. Le mode de formation de ces plaques, leur organisation et les causes qui leur donnent naissance ont été exposées, il y a près de dix ans, dans un tra-vail spécial que j'ai publié sur les altérations morbides du tube digestif (1). Plusieurs fois j'ai

(1) *Voyez* Anatomie pathologique du tube digestif. Paris, 1822.

rencontré de petites ulcérations dans l'intestin grêle ; elles étaient toujours placées sur les plaques folliculeuses.

Les liquides contenus dans les intestins variaient selon la durée de la maladie. Quand elle avait été courte, les fluides étaient aqueux, mêlés de petits flocons blanchâtres, comme on en remarque dans les matières vomies : quand, au contraire, elle s'était prolongée, on trouvait un fluide grisâtre, assez homogène, et abondant; quelquefois, mais rarement il était verdâtre, couleur communiquée par le mélange d'un peu de bile. Une fois j'ai trouvé un ver lombric au milieu de ce fluide. Il est assez fréquent de rencontrer la membrane muqueuse recouverte d'un mucus blanchâtre ou grisâtre, qui lui adhère avec ténacité; mais ce cas n'est pas constant.

Le gros intestin est rarement malade; sur vingt individus, on ne le trouve pas cinq fois altéré. Les follicules sont, en général, plus saillans qu'ils ne le sont dans l'état normal; mais il n'y a ni gonflement morbide, ni dégénérescence. Quand cet intestin est malade, c'est presque toujours le cœcum qui est le plus profondément altéré. Une fois j'ai trouvé l'appendice cœcale épaissie, sa membrane muqueuse très-rouge, et les follicules saillans et dégénérés.

Lorsque les malades ont eu des selles sanguinolantes, on trouve généralement la membrane muqueuse du gros intestin d'un rouge très-vif ; assez souvent cette membrane est épaissie et comme crevassée.

Les fluides contenus dans le gros intestin sont ceux qui ont coulé de l'intestin grêle, mélangés, soit avec des mucosités, soit, quelquefois, avec des matières fécales.

Le foie ne présente pas ordinairement d'altération de structure, à moins qu'elle ne dépende d'une maladie antérieure. Cependant on trouve cet organe presque toujours gorgé d'un sang noir et poisseux. La vésicule du fiel est presque constamment distendue par la bile : ce fluide est souvent épaissi, visqueux et d'un noir verdâtre ; quelquefois nous l'avons vu blanchâtre et limpide ; deux fois nous avons trouvé dans cette poche des calculs biliaires.

La rate n'offre rien de constant : quelquefois volumineuse et friable, elle est, chez quelques individus, petite, ferme, et presque exsangue.

Le pancréas ne nous a jamais rien offert de remarquable.

La vessie est contractée ; sa membrane muqueuse est souvent rouge près du col ; elle contient peu ou point d'urine ; quand il en existe, elle est blanchâtre et trouble.

Les reins sont souvent un peu plus rouges que dans l'état normal ; mais ils ne présentent aucune altération.

Toutes les altérations que nous venons de décrire sont souvent modifiées par l'âge, le sexe, le tempérament, la durée de la maladie, et la nature des remèdes; mais les caractères principaux sont toujours les mêmes. Ainsi, les plaques folliculeuses sont très-prononcées chez les enfans, les femmes et les individus d'un tempérament lymphatique; elles le sont moins chez les adultes sanguins, forts, et qui ont été promptement enlevés; la rougeur est quelquefois très-vive; d'autres fois, elle est moins intense et moins étendue. Ce sont des variétés peu importantes : ce qui mérite notre attention, c'est le caractère des altérations, dont la forme et le siége ne varient jamais.

Plusieurs médecins ont avancé qu'on ne trouve, dans le tube digestif, aucune altération appréciable lorsque les malades succombent rapidement. Nous ne pouvons pas démentir ces assertions, puisque nous n'avons pas été témoins des faits qu'ils citent; ce que nous pouvons affirmer, c'est que nous n'avons jamais rien observé de semblable.

Sans vouloir attaquer le mérite des travaux qui ont paru jusqu'à présent, nous croyons cependant que les résultats opposés, fournis par l'ouverture de cadavres, et la divergence d'opinions qui en résulte, tiennent en grande partie à ce que l'anatomie pathologique n'est encore

(117)

étudiée que par un très-petit nombre de médecins;
et comme, cependant, tous prétendent juger ce
qu'ils observent, ils se prononcent d'après les
opinions qu'ils professent et qu'ils veulent dé-
fendre, et non d'après des connaissances exactes,
acquises par une étude bien dirigée de l'anatomie
pathologique. D'ailleurs, comment ne pas se défier
des assertions de quelques observateurs, après
avoir entendu le docteur Sa..., médecin français,
envoyé à Berlin pour y étudier les effets de l'huile
de cajeput contre le choléra, avancer, en présence
d'un grand nombre de médecins allemands, qu'il
avait ouvert quatre mille cadavres à Paris, et qu'il
n'avait jamais trouvé de plaques folliculeuses dans
les intestins. Certes, une semblable assurance se
conçoit à peine, lorsqu'on sait que cette altération
est une des plus fréquentes, et qu'elle a été en
France, depuis plusieurs années, l'objet de recherches réitérées (1).

Nous n'hésiterons pas à attribuer encore à l'absence trop fréquente des connaissances anatomico-
pathologiques, la dissidence qui partage aujour-
d'hui les médecins sur la nature des altérations
du tube digestif, trouvées dans les cadavres des
individus morts du choléra. Ce sujet est d'une

---

(1) *Voyez* Rœderer et Wagler : *De morbo mucoso.* — Petit et
Serres : *De la fièvre entéro-mésentérique.* — Scoutetten : *Mé-
moire lu à l'académie royale de médecine, séance du 13 novembre 1827, et Journal complémentaire, 1828.*

haute importance, car le traitement de la maladie repose presque en entier sur l'opinion que le médecin adopte : examinons - le avec soin, sa gravité l'exige.

Selon le plus grand nombre des médecins, les rougeurs trouvées dans le tube digestif seraient le résultat de la congestion violente qui paraît s'opérer dans l'intérieur des organes des individus malades du choléra. Selon quelques - uns, ces rougeurs seraient produites par l'inflammation.

Cette dernière opinion est la nôtre, et voici les motifs qui nous la font adopter :

On admet, dans les cas ordinaires d'inflammation de l'estomac et des intestins, qu'il y a soif, envies de vomir, douleur à l'épigastre, et assez souvent diarrhée. Ces symptômes sont précisément ceux qu'on observe pendant le choléra : l'épigastre est douloureux à la pression ; la soif est très-vive ; les vomissemens sont fréquens, et la diarrhée abondante.

Les altérations organiques rencontrées dans les cadavres viennent confirmer ces présomptions favorables à l'idée d'inflammation. Que remarque-t-on en effet? c'est une *rougeur partielle* de la membrane muqueuse de l'estomac et des intestins ; une portion saine succède à une partie malade. Or, semblable phénomène n'existerait pas, si la rougeur était produite par la congestion. Comment expliquer en effet que le sang séjournerait exclusivement dans certaines parties, et jamais dans d'autres? Quelle cause pousserait constamment le sang dans l'intestin grêle, et si rarement dans le gros intestin? Certes, on ne pourrait objecter la ténuité des vaisseaux des gros intestins; leur volume est au contraire plus considérable que celui des vaisseaux des autres régions du tube digestif. Et d'ailleurs, ne trouve-t-on pas des dégénérations qui annoncent une influence morbide active? Les follicules gonflés, dégénérés, ulcérés, sont des altérations qui ne peuvent s'expliquer que par l'inflammation. Enfin, il existe pour le médecin anatomo-pathologiste des signes certains qui lui permettent de distinguer l'inflammation de la congestion, et ces signes, qu'on reproduit à volonté par des expériences, prouvent incontestablement que le tube digestif, chez les individus malades du choléra, est enflammé, et non congestionné.

L'expérience la plus facile, est celle qui consiste à ouvrir l'abdomen d'un chien vivant : les intestins n'étant plus soutenus par les parois abdominales, le sang circule lentement dans les vaisseaux veineux, et bientôt il les distend; les efforts de l'animal augmentent encore l'afflux du sang, et, en peu de temps, la congestion est poussée très-loin. Si l'on ouvre alors l'intestin vers son bord libre, on trouve toute la membrane muqueuse rouge, et cette rougeur est égale partout. Après la mort de l'animal, l'intensité de cette coloration diminue très-sensiblement.

Nous avons fait cette expérience à Berlin, dans l'hôpital de M. Casper; plusieurs médecins distingués assistaient à nos recherches, et ils ne tardèrent point à reconnaître qu'on ne pouvait pas rapporter à la congestion les altérations rencontrées chez les individus qui succombent au choléra. M. Casper, en homme consciencieux, devait, au moment de mon départ, publier ces faits dans son journal.

Sans doute, toute la question de la congestion n'est pas résolue par cette seule expérience; mais il en est d'autres qui répondent à toutes les objections. Je me suis beaucoup occupé de ce sujet important, et j'ai obtenu, par une longue suite de recherches, des résultats qui me permettent de distinguer les altérations qui dépendent de l'inflammation, de la congestion et de l'imbibition. Ces travaux seront exposés dans un autre ouvrage.

Quelle est la nature de la maladie appelée CHOLÉRA ?

Il n'est pas moins difficile de répondre à cette question, que d'expliquer les causes qui donnent naissance à la maladie. Nous avons bien démontré, il est vrai, que le tube digestif est enflammé chez les individus qui succombent au choléra, mais les altérations que nous avons rencontrées et décrites n'ont rien de spécial, rien de caractérisque. Les cadavres des personnes mortes de maladies du tube digestif, nous présentent fréquemment des altérations semblables.

Ainsi, quoiqu'il y ait évidemment, à nos yeux, inflammation de la membrane muqueuse du tube digestif, il y a, cependant, des phénomènes importans et très-remarquables, qui ne nous permettent pas de regarder le choléra comme une simple gastro-entérite. Evidemment, le système nerveux joue un grand rôle dans cette maladie : l'aspect de la physionomie, les crampes, les mouvemens convulsifs, l'extinction de la voix, la rapidité de la mort, etc., en sont des preuves incontestables. Mais quelle est la partie du système nerveux qui est affectée? C'est ce que nous ignorons ; car l'anatomie pathologique ne nous a rien appris de positif sur ce point. Cependant, si, par l'analyse des phénomènes, nous remontons aux organes eux-mêmes, nous trouverons que le cerveau ne saurait être regardé comme le point de départ des désordres; car les fonctions qui lui appartiennent s'exécutent presque régulièrement : le malade voit et comprend, sa volonté exécute, sa raison est intacte, et il la conserve jusqu'au dernier moment.

Ce que nous disons du cerveau, s'applique, à-peu-près, au grand sympathique. Ce nerf important, principalement destiné aux organes intérieurs, ne pourrait produire les douleurs des membres, les convulsions, la décomposition des traits de la face, et toute la série des symptômes alarmans qui signalent la présence du choléra. Cependant, les désordres intérieurs sont si graves, l'ébranlement de l'organisme est si profond, qu'on ne peut le regarder comme étranger aux accidens qui se manifestent; il est même probable qu'on doit attribuer, en partie, à la diminution d'irritabilité de ce nerf, l'engorgement des poumons, la faiblesse de la voix et la difficulté de la respiration. Mais quelle est la véritable part d'action du grand sympathique, dans la production de ces phénomènes ? C'est ce que nous n'osons assigner.

Les fonctions dévolues à la moëlle épinière, et qui sont presque toutes troublées pendant la durée du choléra, nous conduisent à penser que cet organe est le centre principal d'où partent les phénomènes nerveux qui se manifestent pendant la maladie. Ainsi, les filets nerveux qui, du cou, se rendent à la face, permettent de concevoir le changement qui s'opère dans les traits; les douleurs des membres, les mouvemens convulsifs, s'expliquent par la présence des nerfs qui partent directement de la moëlle de l'épine; l'affaiblissement de la voix, l'impossibilité de tousser et de renouveler une inspiration profonde, se rencontrent chez les individus qui ont éprouvé une commotion ou un dérangement quelconque de la portion dorsale de la moëlle épinière; enfin, la contraction énergique des muscles, même chez les cadavres, s'explique par l'influence qu'exerce l'irritation de la moëlle sur ces organes : ce phénomène se montre, en effet, chez les individus qui succombent accidentellement à une maladie de cette nature. Les congestions sanguines observées dans les poumons, s'expliquent par la difficulté des mouvemens de la poitrine, difficulté produite par l'influence de la moëlle épinière sur les muscles de cette région du corps.

Toutes ces considérations nous conduisent à penser que la cause inconnue du choléra modifie profondément le système nerveux, spécialement la moëlle épinière, et détermine coïncidemment une inflammation, souvent violente, de la membrane muqueuse du tube digestif.

Pronostic.

La gravité des symptômes du choléra ne permet point de porter, en général, un pronostic favorable sur l'issue de la maladie. Il faut en convenir, quelle que soit la promptitude des soins, la science du médecin qui les dirige et la justesse de leur application, l'ébranlement organique est si violent, qu'il est difficilement arrêté par les moyens qu'on lui oppose. Toutefois, je suis convaincu qu'une médecine éclairée aura souvent une influence prononcée sur la marche de la maladie.

Plusieurs signes annoncent à l'observateur attentif, quelle sera l'issue du choléra. Ainsi, le refroidissement des membres, l'absence du pouls, les rides profondes de la peau des doigts, la suppression complette et prolongée d'urine, les selles sanguinolentes, une anxiété profonde, la crainte de la mort, le hoquet, la voix saccadée et tout-à-fait éteinte, sont des signes de mauvais augure. Si tous ces symptômes se soutiennent ou s'aggravent, malgré l'administration des remèdes, le malade est perdu ; la mort ne tarde pas à arriver.

On doit espérer le retour à la santé, lorsque les vomissemens et les déjections diminuent ; lorsque celles — ci prennent de la consistance et une couleur jaunâtre ; lorsque le pouls reparaît, que la chaleur se rétablit, que les rides des doigts diminuent, que les urines commencent à couler. Toutefois, le médecin ne doit pas se hâter de se prononcer trop tôt et avec trop d'assurance : il arrive assez souvent que le pouls reparaît un instant, et s'efface ensuite tout-à-fait. La chaleur peut se rétablir, et la circulation ne pas s'opérer dans les artères des membres : ce phénomène extraordinaire a été remarqué par plusieurs observateurs, notamment par M. Lichtenstein ; je l'ai moi-même observé une fois sur un polonais malade dans l'hôpital de la rue des Cuisiniers. Cet homme, nommé Cromezinski, âgé de 27 ans, d'une stature athlétique, fut frappé du choléra le 8 octobre. En arrivant à l'hôpital, il était très-inquiet, il vomit abondamment, eut des évacuations très-fréquentes, et bientôt survinrent des convulsions qui exigèrent les forces de quatre hommes pour maintenir le malade dans son lit; on ne sentait des battemens d'artère qu'au cou et vers le milieu du bras. Cependant cet homme sembla bientôt se rétablir; la chaleur avait reparu aux pieds et aux mains; la respiration était redevenue libre; le malade se sentait très-bien. Dans la journée du 11 octobre, il se lève, descend dans la cour pour se promener, et remonte, sans assistance aucune, au second, où se trouvait sa chambre; le sommeil était bon, cependant le pouls ne reparaissait pas. Nous pensions tous que cet homme était sauvé; M. Lichtenstein seul prétendait le contraire : sa grande expérience lui avait appris qu'il n'y a point de guérison possible sans le rétablissement de la circulation artérielle. Cet homme, en effet, soupe légèrement le soir, il paraissait gai, et le lendemain matin, on le trouve mort dans son lit.

Des cas plus extraordinaires encore ont été observés : on a vu des malades du choléra se rétablir assez bien pour se livrer à leurs occupations habituelles, sans que le pouls reparût. On nous a cité un cordonnier qui avait repris ses travaux ; un tailleur qui s'était remis à un ouvrage que sa maladie lui avait fait abandonner, et plusieurs autres exemples analogues : tous ces hommes sont morts. Nous regardons donc comme le signe d'une mort certaine, quelles que soient d'ailleurs les apparences d'un rétablissement prochain, l'absence prolongée de la circulation dans les artères des membres.

Cette absence de circulation dans les artères d'un homme vivant est un fait bien étonnant : on ne saurait le contester, ni prétendre que la circulation s'opère incomplètement, mais qu'elle s'exécute néanmoins ; l'observation suivante, que j'ai recueillie moi-même, vient détruire toutes ces présomptions.

DIXIÈME OBSERVATION.

Transfusion du sang, et exploration de l'état des artères (1).

Vieillard de 61 ans. — Symptômes très-prononcés du choléra. —
Absence complète du pouls. — Exploration de l'artère brachiale.
— Caillot très-délié existant pendant la vie. — Parois artérielles
blanches. — Transfusion. — Introduction de deux onces et demie
de sang. — Mort deux heures après l'opération.

Un vieillard âgé de 61 ans, atteint du choléra, entre, le 16 octobre 1831, à l'hôpital de la rue des Cuisiniers, à Berlin. Tous les symptômes du choléra étaient bien prononcés ; la langue était froide, les mains et les pieds bleus, le pouls tout-à-fait insensible : la maladie débuta vers le milieu de la nuit.

A dix heures du matin, l'opération de la transfusion est décidée ; mais, avant de la tenter, on se demande si la circulation s'opère. Jugeant cette question d'une haute importance pour la physiologie pathologique, M. le professeur Dieffenbach n'hésite pas, après avoir pris toutes les précautions convenables pour arrêter une hémorrhagie, à mettre à découvert l'artère brachiale dans l'étendue d'un pouce, au tiers inférieur du bras.

L'artère mise à nu n'offrait aucune pulsation ; on l'ouvre dans la longueur de cinq lignes, et,

---

(1) Cette observation a été lue, à l'Institut, séance du 23 novembre 1831.

à notre grand étonnement, l'artère ne contenait pas une goutte de sang; elle ne renfermait qu'un petit caillot rouge, de la grosseur d'un fil à coudre : les parois artérielles étaient nettes et blanches.

Le malade conservait toute sa présence d'esprit; il parlait de l'opération; il répondait avec exactitude à toutes les questions qui lui étaient adressées.

La profondeur des tissus était aussi froide que la superficie.

Après ces recherches, la transfusion du sang dans les veines fut exécutée immédiatement.

La veine médiane et les autres veines de l'avant-bras étaient remplies de sang noir. La veine médiane étant ouverte, on injecta en trois fois deux onces et demie de sang.

Le malade n'en éprouva rien; il n'accusait aucune douleur, si ce n'est une très-légère dans la plaie faite pour découvrir l'artère.

Après la troisième injection, le pouls reparut à l'artère axillaire du bras libre; il battait 60 fois par minute; cela ne dura que cinq minutes.

Le sang introduit dans la veine ne fit pas échapper une seule goutte de sang par l'ouverture de l'artère.

Sous l'influence de la transfusion, on crut remarquer quelques contractions de l'iris; le regard parut un peu plus animé.

Cet homme mourut à midi, deux heures après l'opération, qui paraît n'avoir exercé aucune influence sur la marche de la maladie.

Complications.

Le choléra peut-il se compliquer d'autres maladies ? Les exemples sont rares, mais il en existe.

M. Lichtenstein a vu le choléra se développer chez une femme qui avait déjà éprouvé deux accès d'une fièvre intermittente tierce.

A l'heure ordinaire, l'accès de fièvre intermittente se manifesta par des frissons, de la chaleur et de la sueur : la femme guérit.

Trois autres cas, du même genre, ont été observés, à Mittau, par le même médecin.

Nous avons vu, à Berlin, des éruptions de diverses natures, se manifester chez des individus atteints du choléra, ou qui en étaient convalescens.

Chez un jeune garçon de 14 ans, une éruption pétéchiale apparut la veille de la maladie.

Une fille publique, convalescente du choléra, vit se former, sur les bras et les mains, une éruption herpétique qui ne guérit qu'avec difficulté.

Le *hoquet* est un accident qui vient, quelquefois, compliquer le choléra d'une manière fâcheuse. Lorsqu'il est faible et de peu de durée, la maladie n'en est que peu ou point aggravée; mais quand il se prolonge un ou plusieurs jours, ainsi que nous l'avons vu chez un homme qui entrait en convalescence, le danger est très-grand.

Plusieurs malades avaient des plaies aux jambes

et aux autres parties du corps; elles ont continué à suppurer comme dans l'état habituel.

Chez Malowsky (1), une gonorrhée existait lorsqu'il est tombé malade; l'écoulement n'a paru éprouver aucun changement, ni dans sa quantité, ni dans sa nature.

Symptômes anormaux. — Epiphénomènes.

La sclérotique de plusieurs individus nous a présenté une couleur grisâtre remarquable. Ce changement de couleur ne nous paraît pas être une véritable ecchymose, malgré que nous l'ayions souvent entendu nommer ainsi.

Cette coloration offre rarement des variétés; nous l'avons, cependant, vue d'un gris-rougeâtre. Elle forme ordinairement une tache concave, vers l'iris, de trois ou quatre lignes de longueur; elle est située communément à la partie interne de l'œil; quelquefois, elle prend la forme d'un croissant, dont les extrémités seraient dirigées en haut : nous avons observé cette particularité chez un nommé Schwering, tailleur, âgé de 33 ans.

Nous n'avons jamais vu ces taches exister à la partie supérieure de la sclérotique.

Des ecchymoses véritables se montrent quelquefois aux paupières inférieures; elles se mani-

____

(1) *Voyez :* Observation huitième.

festent par une couleur rouge-violette de la peau.
Nous les avons observées plusieurs fois : elles étaient
très-prononcées chez Willams Schmitt, homme
de 28 ans, qui guérit.

Organes génitaux de l'homme. La verge est
ordinairement pendante, et plus ou moins re-
tractée ; le scrotum est ridé, contracté. Cependant,
quelques hommes, malgré le trouble profond
produit par le choléra, éprouvent des érections.
Nous avons vu, le 5 et le 7 octobre, deux hommes
placés dans l'hôpital de M. Romberg, et qui
ont eu la verge en érection pendant plusieurs
heures : ils sont morts.

Organes génitaux de la femme. L'écoulement menstruel, si souvent troublé par des causes
légères, a paru, plusieurs fois, n'être point en-
travé par l'apparition du choléra.

Deux gardes-malades de l'hôpital de M. Casper,
nommées Wilhelmine Wischel, âgée de 33 ans,
et Anne Reifgersten, âgée de 43 ans, ont été
attaquées du choléra, le 9 octobre : les menstrues,
chez toutes deux, ont paru à l'époque fixe.

Chez une femme, appelée Henriette Ulrich,
âgée de 32 ans, et qui tomba malade le 2 octobre,
les menstrues existaient lorsque le choléra se déve-
loppa ; l'écoulement a continué sans interruption
ni dérangement.

Expériences thermométriques.

L'abaissement de température qui survient chez les personnes atteintes de choléra, était un fait trop remarquable, pour qu'il n'attirât point l'attention des observateurs. M. le docteur Casper s'est occupé de recherches sur ce sujet; en voici le résultat :

Le thermomètre de Réaumur, placé dans la paume de la main des malades, ne s'élève ordinairement qu'à 17 ou 18 degrés.

Placé sous l'aisselle, il marque 19 ou 20 degrés.

Introduit dans la bouche, ou soumis à l'action de l'haleine, il donne 20 ou 21 degrés.

Mis sur l'épigastre, il s'élève à 20, 21 et 22 degrés.

Traitement curatif.

Ce chapitre pourrait être fort long, si nous voulions examiner tous les moyens que l'ignorance ou le charlatanisme ont vantés contre le choléra. Ce travail, purement historique, ne conviendrait pas dans un ouvrage de la nature de celui-ci (1); nous nous bornerons à ce qui est d'une application pratique.

---

(1) Consultez sur ce point le savant ouvrage du docteur Boisseau : *Traité du choléra-morbus considéré sous le rapport médical et administratif :* page 202 et suivantes. Paris. 1832.

Les nombreux exemples d'insuccès de la médecine, dans le traitement du choléra, ont fait penser à quelques personnes que la science est impuissante contre cette maladie. Plusieurs faits, notamment l'effrayante mortalité qu'on observe, sembleraient appuyer cette opinion; mais l'expérience en démontre promptement toute l'inexactitude. Les moyens médicaux ont une influence évidente sur la marche et l'issue du choléra, et il est plus que probable que, lorsqu'ils sont administrés par une main habile, ils produisent des effets salutaires. Si le résultat contraire a été si souvent observé, cela tient, il faut le dire, à ce que l'empirisme, et non le raisonnement, a presque toujours dirigé l'administration des remèdes. En blâmant les méthodes de traitement généralement suivies, ce n'est pas dire que des succès brillans nous attendent : une semblable prétention serait tout à la fois de la présomption et de l'impudence; nous pensons seulement que la médecine ne contribuera plus à aggraver le mal, et que les malades dont les organes ne seront point trop profondément ébranlés ou altérés, seront sauvés. D'ailleurs, dans cette maladie, comme dans nombre d'autres, la puissance de la vie vient concourir au rétablissement de la santé; elle suffit même seule pour opérer une guérison complète, et nous connaissons plusieurs exemples d'individus qui se sont rétablis sans le secours des médecins ni de la médecine.

On a cherché, et l'on cherchera long-temps encore, un spécifique contre le choléra ; déjà l'on a donné comme tels cent moyens que l'expérience a fait promptement abandonner : l'on en présentera bientôt cent autres; car le charlatanisme ne se rebute pas, et le public, qui en est toujours la dupe, semble l'encourager par sa crédulité.

Plusieurs moyens ont été préconisés, non comme spécifiques, mais comme remèdes efficaces et presque infaillibles contre le choléra : des expériences consciencieuses ont bientôt détruit toutes ces prétentions exagérées.

Les cataplasmes de foin, qui ont fait tant de bruit en Russie, et dont l'empereur lui-même s'est occupé, ne sont utiles que comme moyens calorifères, et, comme tels, ils ne valent pas les bains de chaleur communément employés.

Le sous-nitrate de bismuth, que le docteur Léo a préconisé avec tant de chaleur, n'a pas joui long-temps de sa réputation. Le bruit des prétendus succès obtenus par ce médicament, engagea les médecins de Varsovie à nommer une commission pour examiner les effets de ce remède, et M. Léo, lui-même, fut chargé de l'administrer. Vingt-deux malades lui furent confiés; le lendemain matin il n'en restait plus deux.

Des recherches de même nature furent faites pour constater les effets du calomelas, véritable

panacée des Anglais, et les résultats furent analogues.

On a beaucoup parlé, en Prusse, de la mixture de Hope (1). Une cuillerée de cette mixture,
donnée toutes les deux heures, dans une décoc-
tion d'avoine, paraîtrait avoir bien réussi, à
Dantzig, entre les mains de M. Sinogowitz, puisqu'il n'aurait perdu, d'après ce qu'il nous a
affirmé, que 31 malades sur 108 qu'il a traités.
Nous ne voulons point contester à M. Sinogowitz les succès qu'il a obtenus; mais nous pensons
qu'ils doivent tenir à autre chose qu'à la potion
qu'il administrait : les bains de vapeurs, les frictions, et plusieurs autres moyens qu'il employait
sans doute avec beaucoup de discernement, ont
dû concourir aux cures nombreuses qu'il a opé-
rées.

Les moyens médicaux employés à Berlin ont
été très-nombreux; voici les principaux : bains
d'eau chaude simple ou acidulée avec deux ou
quelquefois quatre onces d'acide nitrique ou sul-
furique ; bains de vapeurs, frictions avec la flanelle sèche ou humectée de spiritueux aroma-
tiques.

Les bains d'eau étaient donnés à la température
de 30 à 35 degrés Réaumur ; les bains de vapeurs

---

(1) Cette potion se compose d'*acide nitrique*, de *teinture d'opium*
et d'une *mixture camphrée*. Voyez, pour la préparation de ce médicament, la 4ᵉ édition de la Pharmacopée de la Prusse.

donnés dans le lit, étaient portés à la température de 40 à 45 degrés.

On administrait, à l'intérieur, les excitans les
plus énergiques, tels que le camphre, la teinture
de fer de Klaproth, le carbonate d'ammoniaque,
la teinture de valériane, la teinture d'hellébore
blanc, le vin émétisé, la noix vomique pulvé-
risée, la strychnine, le calomel, l'eau de Luce,
l'huile animale de Dippel, l'alsa fœtida, le musc,
l'éther, etc.

On en vint à des moyens bien plus énergiques
encore : dans l'hôpital de la Louisen-Strasse, le
médecin fit placer des moxas sur la région du
cœur ; un fer rouge fut appliqué sur l'épigastre,
et traîné le long de l'épine dorsale ; enfin, le
galvanisme, l'électricité, furent mis en usage :
tous ces remèdes furent sans succès. On employait
encore, très-fréquemment, les sangsues, les saignées, les ventouses, les sinapismes, les vésicatoires, les cataplasmes de farine de graine de
lin. Après avoir épuisé tous ces moyens, on en
vint à croire qne la transfusion du sang pourrait
être utile, et on l'exécuta. Les observations que
nous possédons sur ce sujet sont trop importantes, pour que nous ne les présentions pas dans
leur entier.

ONZIÈME OBSERVATION.

Transfusion du sang.

Homme de 27 ans. — Fort, bien constitué. — Symptômes du choléra très-développés. — Transfusion du sang par la veine jugulaire droite. — Introduction d'une once et demie de sang. — Peu après, mouvemens convulsifs violens. — Mort cinq minutes après l'injection.

Le 15 octobre 1831, à neuf heures du matin, la première opération fut faite par M. le professeur Dieffenbach, dans l'hôpital de M. Boehr.

Le sujet de l'opération se nommait Fréderick Muller, homme fort, bien constitué, âgé de 27 ans.

Cet homme était malade depuis deux heures et quart de la nuit ; l'opération fut faite sept heures et quart après l'invasion de la maladie.

Voici l'état du malade avant la transfusion : Yeux entr'ouverts, enfoncés dans les orbites ; globes oculaires tournés en haut ; narines serrées ; joues creuses, pommettes saillantes ; bouche entre-ouverte ; langue froide, ainsi que toute la face ; respiration courte, précipitée ; couleur violette des pieds et des mains ; absence complète de pouls ; peau des doigts fortement plissée. Malgré cet état fâcheux, le malade conserve la conscience de ce qui se passe près de lui.

La veine jugulaire droite étant mise à nu dans l'étendue d'un pouce, et ouverte dans le sens longitudinal, un tuyau de plume y est introduit.

18

Le sang est fourni par un jeune docteur, robuste et aux cheveux bruns, âgé de 28 ans. Son sang, tiré de la veine médiane, est aussitôt pris avec une petite seringue en étain, préalablement chauffée. On injecte alors dans la veine du malade une once et demie de sang.

D'abord, insensibilité presque complète; puis le malade fait deux inspirations profondes et successives; les paupières s'ouvrent et se ferment avec précipitation; cinq minutes après l'injection, mouvemens convulsifs de la tête, qui est portée fortement en arrière; bientôt après, mouvemens convulsifs des jambes, des bras et de tout le tronc; décomposition des traits de la face; cris et gémissemens plaintifs. Ces phénomènes effrayans durent un peu moins d'une minute: ils cessent tout-à-coup, le malade est mort.

L'ouverture du cadavre ne fit rien reconnaître d'extraordinaire; nous ne trouvâmes que les altérations constamment rencontrées chez les autres individus morts du choléra.

DOUZIÈME OBSERVATION.

Transfusion du sang.

Femme de 65 ans. — Symptômes du choléra très-développés. — Transfusion du sang par les veines jugulaire gauche et médiane du bras gauche. — Quatre onces sept gros de sang sont introduits. — Aucun phénomène remarquable ne se développe. — Mort six heures après l'opération (1).

Le même jour, 15 octobre 1831, à dix heures du matin, la transfusion est opérée sur la veuve Weber, âgée de 65 ans. Cette femme, tombée malade dans la nuit, est entrée à l'hôpital de M. Boehr, le 15, à huit heures du matin. Le fils de cette femme est aussi malade du choléra; il est dans le même hôpital depuis trois jours.

Lorsque je vis la malade, elle offrait les symptômes suivans : Yeux enfoncés, entourés d'un cercle brunâtre; joues creuses, pommettes saillantes; langue froide; mains et pieds froids; absence complète de pouls; vomissemens et déjections rares; il n'y a eu qu'un seul vomissement depuis l'entrée à l'hôpital; présence d'esprit entière. La malade n'a pris aucun médicament actif; elle n'a reçu qu'un bain de vapeurs.

M. Dieffenbach procède à la transfusion. La veine médiane du bras gauche est ouverte dans la longueur d'un demi-pouce; il en sort très-peu

______

(1) Ces deux observations ont été lues à la séance de l'Institut du 23 novembre.

de sang; on y introduit un tuyau de plume, qui sert à injecter le sang d'un élève blond, petit, âgé de 23 ans et demi. La première injection fait pénétrer une once de sang; elle ne produit aucun effet. La deuxième injection introduit la même quantité de sang; la malade fait alors deux inspirations un peu précipitées; il y a un peu d'agitation dans les yeux; on lui donne à boire de la tisane de menthe, et elle boit avec facilité; je lui demande si elle souffre; elle répond que non.

L'opérateur voulant introduire une plus grande quantité de sang, ouvre la veine jugulaire gauche; il injecte d'abord un gros d'eau tiède, pour s'assurer qu'il n'existe pas d'obstacle au cours du sang; puis il injecte aussitôt, mais en deux fois, deux onces sept gros de sang. La malade n'éprouve rien. Toute la journée s'est passée tranquillement; le pouls n'a pas reparu; les accidens ont suivi leur cours, et la mort est arrivée à quatre heures après midi, six heures après l'opération.

Nous nous abstenons de réflexions sur ces observations; les faits parlent assez haut pour qu'on puisse se dispenser de commentaires. Ces observations, d'un grand intérêt pour la science, serviront peut-être l'humanité; elles éviteront à quelque malheureux d'être victime d'une nouvelle expérience.

Ainsi que nous devons le remarquer, la médecine n'est point restée inactive en présence du choléra ; mille moyens, parmi lesquels de très-énergiques, ont été dirigés contre cette redoutable maladie, et, presque toujours, infructueusement.

Que ces insuccès n'effraient point ! Les causes en sont connues, et il en est plusieurs qu'on peut éviter. Incontestablement, la cause principale de la mortalité est dans le trouble profond des organes les plus importans à la vie ; mais l'empirisme qui, jusqu'à présent, a presque toujours dirigé le traitement du choléra, est aussi une des causes puissantes des revers éprouvés par la médecine. Qu'on examine l'état des organes et la nature des remèdes usités, et l'on sera effrayé de la hardiesse avec laquelle les médicamens les plus violens étaient administrés ! Cette méthode aveugle et redoutable ne saurait être employée dans un pays où la médecine est arrivée à un haut degré de perfection : la physiologie et l'anatomie pathologique doivent guider le praticien et lui indiquer les bases du traitement à suivre.

Or, quels enseignemens nous ont apportés ces branches importantes des sciences médicales ? Elles nous ont montré qu'il existe, chez les malades atteints du choléra, des accidens nerveux, souvent très-graves ; une inflammation plus ou moins profonde du tube digestif, et fréquemment des traces de congestion dans plusieurs organes parenchymateux. Ainsi, trois phénomènes pathologiques apparaissent et se compliquent : 1° accidens nerveux ;

2° inflammation ; 3° congestion. C'est donc contre cette triple complication morbide, que les moyens médicaux doivent être dirigés.

Au début du choléra, ce sont les accidens nerveux qui se prononcent et prédominent : ainsi, l'on voit apparaître les crampes, le froid de la peau et de la langue, l'anxiété, l'agitation, les mouvemens convulsifs, etc. ; mais en même temps les phénomènes de congestion se manifestent : les lèvres sont bleues, les extrémités violettes, la respiration devient très-courte, le pouls est nul ou excessivement faible.

La première indication, dans cette occurrence, doit être de combattre les accidens nerveux, en même temps qu'on s'efforcera de diminuer la congestion intérieure, en activant la circulation aux extrémités et à la périphérie du corps.

Les moyens propres à atteindre ce but sont les bains de chaleur, les frictions, les divers irritants de la peau, et les boissons adoucissantes ou légèrement stimulantes.

Contrairement à l'opinion reçue, la température des bains de chaleur doit être peu élevée, c'est-à-dire, ne jamais dépasser 32 à 35 degrés Réaumur. Les bains trop chauds occasionnent les plus graves accidens : loin de diminuer la congestion qui s'est opérée dans les organes parenchymateux, et notamment dans les poumons, ils l'augmentent en accélérant la respiration ; l'agitation, l'anxiété s'accroissent, et l'on est forcé de retirer le malade du bain : la température venant à baisser, le sang, appelé momentanément vers la peau, est bientôt refoulé à l'intérieur; les accidens s'agravent, et le mal est irréparable.

Les bains donnés, au contraire, à une température modérée, c'est-à-dire, à 30 ou 32 degrés, communiquent à la peau une douce chaleur qui, peu à peu, pénètre les muscles en rétablissant la circulation. Les bains, administrés de cette manière, peuvent être prolongés long-temps, c'est-à-dire, une heure et même davantage; cette condition est importante, sans quoi la peau n'étant échauffée qu'à la surface, se refroidirait bientôt. Les bains de courte durée, de dix minutes, d'un quart-d'heure, sont plus nuisibles qu'utiles; ils fatiguent le malade, sans remédier à aucun accident.

Si le malade a bien supporté le bain de chaleur, si l'on remarque une amélioration dans les accidens, il faut y recourir de nouveau, dès qu'on s'aperçoit que la peau se refroidit. Ce moyen est d'une grande efficacité, mais il exige beaucoup de soins et d'intelligence dans son application : le médecin doit soigneusement éviter d'en confier la direction à des mains inhabiles.

Beaucoup d'appareils ont été inventés pour administrer des bains de chaleur : la plupart présentent de grands inconvéniens, et quelquefois des dangers. Tels sont les appareils de Schneider, de Struve, etc. L'appareil auquel nous donnons la préférence est celui du docteur Neef, de Francfort-sur-le-Mein. Il réunit beaucoup d'avantages : la construction en est simple, facile, peu coûteuse; le mode d'application en est très-prompt et nullement fatigant pour le malade (1).

Dans cet appareil, l'air chaud pénètre par la partie supérieure, et il retombe en larges couches sur toutes les parties du malade. Dans l'appareil de Schneider, au contraire, l'air chaud arrive par une foule d'ouvertures pratiquées à des cylindres-conducteurs placés près des membres du malade, dont ils brûlent la partie externe, tandis que la partie interne n'est pas même échauffée : ce grave inconvénient empêche les malades de rester un temps un peu long dans le bain de chaleur.

Un des grands avantages de l'appareil de Neef, c'est que le malade reçoit le bain dans son lit; il n'est gêné ni par le poids des couvertures, ni par la position qu'il doit prendre; il conserve la faculté de mouvoir les membres comme il le désire; le médecin peut aisément apprécier les changemens que le pouls éprouve; enfin, l'on peut augmenter ou baisser graduellement la chaleur, avec la plus grande facilité.

____

(1) Voyez, pour la construction de cet appareil, la planche et l'explication placées à la fin de l'ouvrage.

L'appareil que nous proposons, lorsqu'il sera connu et apprécié, remplacera, nous l'espérons, ces boîtes fumigatoires employées aujourd'hui, et dont l'usage est si difficile et le prix si élevé (1).

Peu de temps après que le malade est sorti du bain de chaleur, il faut commencer les frictions sur la peau. On peut les faire avec une flanelle sèche; mieux vaut la tremper dans une liqueur excitante et chaude : on peut se servir de vinaigre, dans lequel on aurait fait infuser des substances irritantes; l'ail, les cantharides, la moutarde, le poivre, etc.

Ces frictions doivent être faites avec précaution : il ne faudrait pas qu'elles fussent assez rudes pour écorcher la peau; la douleur qu'elles occasionneraient tendrait à augmenter encore le trouble nerveux. Les frictions n'ont d'autre but que de conserver à la périphérie le sang appelé par le bain de chaleur. Les frictions et les bains de chaleur sont deux moyens d'une grande puissance; ils se secondent réciproquement; appliqués isolément, ils perdent une grande partie de leur efficacité.

Les fluides alcooliques ne doivent pas être employés pour les frictions; la promptitude de leur

---

(1) Les boîtes fumigatoires employées dans les hôpitaux et les bains publics, coûtent 200 francs au moins; l'appareil que nous proposons coûte 25 francs au plus.

vaporisation tendrait à diminuer la chaleur de la peau, au lieu de l'augmenter.

Lorsque les crampes des mollets sont violentes, et que la douleur qu'elles occasionnent menace de déterminer des convulsions, il faut les calmer par l'application, sur le siége même des douleurs, de cataplasmes de farine de graine de lin et de safran : on peut encore employer le laudanum de Sydenham, à la dose de 30 à 40 gouttes sur chaque cataplasme.

L'application des cataplasmes n'empêche ni l'administration des bains, ni l'emploi des frictions.

Durant l'emploi des divers moyens externes qui viennent d'être indiqués, il convient d'administrer au malade des boissons adoucissantes, chaudes ou tièdes. On ne doit les donner qu'à très-petites doses, afin de ne pas provoquer les vomissemens. L'infusion de menthe poivrée a été singulièrement vantée, mais rien ne justifie la réputation qu'on lui a faite : les infusions de mélisse, de tilleul, de violette, etc., peuvent fort bien la remplacer. Si le malade éprouve une soif vive, et qu'il ait une appétence prononcée pour les boissons froides, on peut les lui donner, pourvu que la peau ne soit pas en transpiration.

La potion de Rivière a été préconisée par quelques médecins recommandables; mais les succès n'ont pas répondu aux espérances qu'ils avaient conçues : il en est de même de l'opium et de toutes ses préparations. Ce médicament, donné à haute dose, peut devenir dangereux, car l'un de ses effets est d'augmenter la congestion du cerveau.

Quant aux boissons stimulantes, celles qui contiennent de l'*ammoniaque*, du *camphre*, ou autre substance fortement excitante, elles doivent être sévèrement bannies. L'état d'inflammation de l'estomac exige et explique cette proscription.

Les bains d'eau simple ou acidulée avec l'acide nitrique, ont été conseillés et administrés au début du choléra. Ce moyen n'est pas mauvais, mais il ne vaut pas le bain de chaleur. En effet, donnés tièdes, les bains d'eau n'excitent pas la peau et laissent le sang refoulé à l'intérieur; administrés chauds, ils gênent la respiration et augmentent le trouble nerveux au lieu de le calmer. Tous les individus à qui nous avons vu prendre des bains chauds ne pouvaient y rester que quelques minutes, ils y éprouvaient une anxiété profonde.

Lorsque la période nerveuse a été efficacement combattue par les moyens indiqués, la réaction commence et les phénomènes inflammatoires se manifestent. C'est alors que les déplétions sanguines doivent être employées. Si le sujet est jeune, d'une bonne constitution, et que la respiration soit encore gênée par l'accumulation du sang dans les poumons, une saignée du bras doit être pratiquée; si le sang ne coule pas bien, il faut placer le membre dans un bain d'eau chaude, ou mettre sur la partie antérieure de l'avant-bras des éponges trempées dans de l'eau chaude : cette saignée devrait être répétée le jour même, si le pouls s'est élevé, ou que l'on vît les phénomènes de congestion de la poitrine ou de la tête augmenter au lieu de diminuer. Les saignées ne devront jamais être trop abondantes, car l'on conçoit tous les inconvéniens de la syncope chez un sujet dont la vie est à demi éteinte : il est prudent de ne pas tirer plus de six ou huit onces de sang à la fois.

Chez les personnes affaiblies par l'âge ou des maladies antérieures, il faut être circonspect sur l'emploi de la saignée ; elle est souvent nuisible : les sangsues ou les ventouses conviennent mieux. Ces deux moyens doivent surtout être employés lorsque le malade ressent une douleur fixe dans un des points de la poitrine, et ce cas n'est pas rare. Si la congestion de sang prédomine à la tête, les sangsues seront placées derrière les oreilles.

Dans cette période de réaction, il faut spécialement s'occuper des désordres du tube digestif, car ce sont eux bientôt qui constitueront la gravité de la maladie. Si l'épigastre est douloureux, il faut y appliquer des sangsues, quand les forces du malade le permettent ; puis l'on y placera un cataplasme de farine de graine de lin. C'est à cette époque

(149)

que les bains tièdes conviennent, et souvent ils rendent de grands services, en faisant disparaître quelques accidens nerveux qui persistent, et en calmant l'inflammation qui se développe.

Les boissons froides et légèrement acidulées doivent succéder aux boissons tièdes ou chaudes administrées au début de la maladie; si les vomissemens continuent, on essaiera de nouveau la potion de Rivière ou la limonade gazeuse. La diarrhée sera combattue par des lavemens adoucissans, composés avec de l'eau de mauve, de guimauve, et mieux encore avec l'eau de pavot, dans laquelle on aura délayé un peu d'amidon.

Une diète rigoureuse doit être observée; il serait de la plus grande imprudence de céder aux sollicitations du malade, dont l'appétit se développe quelquefois à cette époque de la maladie.

Lorsque la période de réaction n'a pas été arrêtée par les antiphlogistiques, le passage du choléra à l'état typheux se manifeste (1). De nouvelles difficultés attendent ici le médecin. Quels moyens doit-il employer pour combattre les accidens fâcheux qui se développent?

Tout est relatif à la position du malade. S'il est jeune et non affaibli par une maladie antérieure, ou par des évacuations sanguines abondantes, il

______

(1) Les signes qui annoncent le passage du choléra à l'état typheux ont été exposés page 103.

faut renouveler une application de sangsues derrière les oreilles. Si le coma augmente au lieu de diminuer, il convient d'appliquer un vésicatoire à la nuque, de placer des sinapismes aux mollets, de mettre des vésicatoires volans sur les cuisses; enfin, d'employer tous les moyens révulsifs qu'indique la médecine pour s'opposer à l'irritation du cerveau et à la congestion de cet organe.

Si l'on ne réussit pas à diminuer les accidens, il faut se garder de vouloir trop faire; on fatiguerait inutilement le malade. On doit se rappeler que l'anatomie pathologique nous a fait reconnaître dans le tube digestif des individus malades du choléra, des altérations organiques profondes, que le temps et un traitement bien dirigé peuvent seuls détruire. Le médecin qui comprend l'importance de ce fait, ne se laisse point entraîner à l'espoir de guérir vîte, et il se met en garde contre l'empirisme ou les suggestions de fausses doctrines.

Tel est l'ensemble des moyens qui seront dirigés contre le choléra, et l'ordre dans lequel il convient de les employer; la promptitude avec laquelle ils doivent se succéder, dépend de la gravité et de la marche des accidens. Cependant, empressons-nous d'énoncer qu'il n'y a rien d'absolu dans le traitement que nous venons d'indiquer. Ainsi, quoique nous ayions admis que la saignée et les sangsues conviennent au moment de la réaction, cependant si le malade, antérieurement à l'invasion du choléra, était naturellement faible ou accidentellement affaibli, s'il porte une inflammation chronique d'un organe important, s'il est très-irritable ou très-âgé, l'emploi des saignées devra, dans ces circonstances, être fort restreint. L'expérience a prouvé que, toutes les fois qu'une violente inflammation aiguë vient s'ajouter à une inflammation chronique, le danger est très-grand et la mort presque certaine; et que, dans un cas de cette nature, si l'on emploie des déplétions sanguines abondantes, le mal s'aggrave. Or, comme il est reconnu que le choléra se développe spécialement chez les personnes adonnées à la débauche, ou chez celles qui font spécialement usage d'alimens de mauvaise qualité, causes très-actives et très-fréquentes d'inflammation chronique de l'estomac, on concevra qu'il doit alors y avoir des inconvéniens à faire de larges saignées; d'où il suit que des praticiens très-recommandables, mais qui n'avaient eu à traiter qu'une classe de malades, ont dédaigné ou repoussé tous les faits qui leur étaient opposés, pour ne consulter que leur expérience incomplète. C'est ce qui est arrivé aux médecins chargés spécialement, dans les villes, du traitement des pauvres; ils ont, presque tous, rejeté la saignée, parce qu'ils n'avaient eu à soigner que des hommes affaiblis par des privations.

Les médecins militaires ayant, au contraire, à traiter presque constamment des jeunes gens forts, bien constitués, et qui, par cela même, supportent facilement et avec avantage les pertes de sang, ont conseillé la saignée et la saignée répétée.

Dans cette occurrence difficile, c'est au médecin habile qu'il appartient de bien étudier les antécédens du malade, sa position présente, les ressources de sa constitution, et vingt autres circonstances qui doivent influer sur la marche de la maladie. Prétendre ne consulter que les faits eux-mêmes, c'est s'exposer à mille erreurs, à mille fautes irréparables. L'expérience ne consiste pas dans la connaissance des faits, mais bien dans leur appréciation.

La convalescence exige beaucoup de prudence et de précautions. Lorsque la maladie se termine promptement, les organes digestifs se rétablissent avec rapidité; l'appétit se prononce, et les alimens sont facilement digérés : toutefois, il faut prendre garde de se laisser entraîner par les sollicitations du malade; car les rechûtes sont très-dangereuses, souvent mortelles. Chez un grand nombre de malades, quand la convalescence est franche, la faim est fort vive, et les écarts de régime sont fréquens.

Les alimens qui conviennent pendant la convalescence du choléra, ne diffèrent point de ceux qu'on emploie à la suite de toutes les maladies graves : on donnera, d'abord, des bouillons maigres, puis des bouillons gras simples, ou avec des fécules; enfin, l'on arrivera progressivement aux alimens solides et de facile digestion.

Lorsque la convalescence succède à l'état typheux, il faut être encore plus circonspect que dans le premier cas ; car la membrane muqueuse a été violemment compromise. Le médecin observera avec beaucoup d'attention l'état du pouls et de la langue, et s'il remarque le moindre changement produit par l'excitation des organes de la digestion, il doit arrêter sur-le-champ l'alimentation, et faire recommencer la diète, pendant un ou plusieurs jours.

Le malade doit soigneusement se garantir du froid et de l'humidité; il doit éviter les veilles, les occupations fatigantes de l'esprit, et toutes les émotions qui peuvent ébranler le système nerveux.

Nous ne nous étendrons pas plus longuement sur les soins à donner pendant la convalescence du choléra, car, nous le répétons, ce sont ceux qui conviennent à la suite de toutes les maladies graves.

Existe-t-il des moyens préservatifs du Choléra ?

Cette question, chaque jour reproduite, ne doit pas être confondue avec celle-ci: Y a-t-il un *spécifique* contre le choléra? A cette dernière, nous pouvons répondre non, cent fois non, et nous affirmons qu'on ne doit avoir aucune confiance aux moyens qu'invente le charlatanisme et que la cupidité préconise : le bismuth, l'huile de cajéput, et vingt autres remèdes vantés dans les journaux, sont des médicamens dangereux, et contre lesquels nous ne saurions trop prémunir la crédulité publique.

Mais s'il n'y a pas de *spécifique* contre le choléra, il existe des *moyens préservatifs*; ils se trouvent dans l'observation rigoureuse des règles de l'hygiène, et ces règles peuvent se résumer en trois mots : *sobriété, propreté, fermeté d'esprit.*

On a publié un grand nombre d'instructions sur les soins à prendre pour se préserver du choléra; voici à quoi se réduisent les sages préceptes qu'elles renferment.

Éviter toutes les émotions fortes de l'âme : la colère, la frayeur, les plaisirs trop vifs, etc.

Entretenir la salubrité des habitations, par des courans d'air habilement ménagés, et en ayant soin de ne pas coucher en trop grand nombre dans la même pièce. On doit se servir de chlore ou d'eau chlorurée, pour purifier les appartemens et les locaux où des miasmes existent ou peuvent se former. Les habitations humides, obscures, mal aérées, doivent être abandonnées.

Il faut soigneusement éviter de laisser séjourner, près des habitations, des substances en putréfaction ou susceptibles d'éprouver des altérations qui vicieraient l'air.

Il faut s'abstenir de tout excès; les écarts de régime sont les causes les plus fréquentes du développement du choléra.

Il est indispensable de se prémunir contre le froid : il est bon, à cet effet, de porter des vêtemens de laine, et, surtout, d'entourer le ventre d'une ceinture de flanelle. Lorsqu'il fait chaud, ou quand on est en sueur, il faut se garder de prendre des boissons froides ou à la glace : des imprudences de cette nature ont occasionné la mort d'un grand nombre de personnes.

Lorsque le choléra règne, il n'est pas prudent de changer tout-à-coup ses habitudes, si, cependant, elles n'ont rien de vicieux. Ainsi, les personnes qui ont l'habitude de prendre, après leur dîner, un peu de vin pur, du café, ou un petit verre d'eau-de-vie, peuvent continuer, si leur estomac supporte ces stimulans sans en être fatigué.

Les repas doivent se composer d'alimens sains et de facile digestion : ainsi, il faut éviter les viandes noires et faisandées, le gibier, la viande de porc, les huîtres, les moules, les œufs de poisson, etc. Parmi les légumes, il faut s'abstenir des haricots secs, des pois, des fèves, de la choucroute : règle générale, l'on doit se priver de tout ce que l'estomac ne digère pas bien, lors même que l'aliment qu'on désire serait regardé comme étant d'une nature très-saine.

Il est nécessaire de prendre un exercice modéré; mais un exercice ou un travail violent fatigue et épuise.

Les veilles prolongées, et les travaux d'esprit, poussés avec tenacité, augmentent encore les dispositions à contracter le choléra.

Ces préceptes généraux suffisent pour indiquer à l'homme intelligent quelle doit être sa conduite pendant une épidémie de choléra; mis en application, ils le préserveront, très-probablement, des atteintes de cette redoutable maladie.

DU MODE DE PROPAGATION DU CHOLÉRA.

Le choléra est-il contagieux? Cette question, vivement controversée, devait nécessairement appeler notre attention. Nous nous en sommes occupés, et nous allons présenter nos recherches et les documens que nous avons recueillis sur ce point important de l'histoire du choléra.

Craignant de nous laisser dominer par des idées préconçues, et de ne présenter les faits qu'à travers le prisme de nos opinions, nous avons eu recours à l'obligeance de plusieurs médecins distingués, qui, en même temps que nous, observaient l'épidémie de Berlin, afin d'obtenir les documens qui semblent appuyer les systèmes divers qui se sont établis sur le mode de propagation du choléra.

Je dois à MM. les docteurs Volmar et Gosse, de Genève, médecins érudits et contagionistes décidés, l'observation suivante, que je rapporte telle qu'ils me l'ont remise.

Observation.

Dans une petite maison à deux étages, Grosse-Judenhoff, n° 4, habitaient plusieurs familles. Le quartier est très-populeux, et la rue forme un cul-de-sac, dont l'air est peu renouvelé, quoique les maisons environnantes soient en général peu élevées. Le second étage de cette maison est une mansarde, composée d'une suite de trois petites chambres ou cabinets fort bas, fort étroits. Il est occupé par un ouvrier menuisier, nommé Krause, sa femme et trois enfans. Il s'est réservé une de ces chambres, sur le devant, et a sous-loué les deux autres à deux familles : celle de Henckel et celle de Schmitt. La famille Henckel est composée de cinq individus : l'homme, la femme, et trois enfans ; et la famille Schmitt est également composée de cinq personnes : le mari, la femme, deux jeunes filles, Caroline et Mathilde, et un enfant de trois semaines, Charlotte, que la mère allaite. Ces chambres, ou plutôt ces cabinets, sont étroits, obscurs, mal aérés ; ils sont disposés de manière que, pour arriver à la chambre occupée par la famille Krause, et à celle qu'occupe la famille Schmitt, il faut traverser le cabinet où couchent, sur un malheureux grabat, Henckel et sa famille.

Le premier étage était occupé par la famille Kotzinsky, composée du mari, de la femme et d'un enfant. Au plein-pied demeurait, dans une petite chambre humide et froide, la famille Muller, composée de six personnes : le mari, la femme, un fils aîné (Louis), âgé de 15 ans ; un second fils (Jules), âgé de 10 ans ; un troisième (Charles), âgé de 4 ans ; et, enfin, un enfant de huit semaines, à la mamelle. Krause a des rapports assez intimes avec le sieur Roser, compagnon de lit d'un nommé Geier, également ouvrier menuisier, demeurant dans la même rue, n° 2, au troisième étage.

Geier, le 5 septembre, à dix heures du soir, mange, avec excès, du foie en ragoût; et va travailler ensuite chez le sieur Thomas, maître-ébéniste, Juden-Strasse, n° 54. A onze heures du même soir, il se trouve incommodé par les prodromes du choléra; il sort de l'atelier (on ne sait où il a été), et rentre dans son logement le 6 septembre, à deux heures du matin. Les symptômes du choléra se développent, et à cinq heures il était mort. M. le docteur Jaffe a vérifié le caractère de la maladie, par l'ouverture du cadavre.

Roser soigne son camarade de lit; il ne tombe pas malade. Krause, après avoir été en compagnie de Roser, rentre dans son appartement: personne de sa famille ne tombe malade; mais les rapports font connaître que la petite Caroline Schmitt avait l'habitude de venir dans sa chambre, et qu'il est probable qu'elle y est entrée à cette époque.

Le 7 septembre au soir, Caroline Schmitt tombe malade. M. le docteur Jaffe est appelé; il reconnaît l'existence du choléra, fait porter la petite à l'hôpital de M. Romberg, où elle a été traitée, et guérie. Le soir du 7 septembre, Frédéric Henckel, cordonnier, âgé de 38 ans, apprenant la maladie de Caroline, entre dans la chambre de Schmitt, et s'arrête auprès du lit du malade, mais sans la toucher. Dans la nuit du 7 au 8, à deux heures du matin, il est pris de vomissemens et de diarrhée; il est transporté le 8 à l'hôpital des cholériques, où il meurt.

La femme de Schmitt, bien portante le 8, est prise dans la nuit du 8 au 9 septembre de vomissemens et de diarrhée; elle est transportée le 9 au matin à l'hôpital, et y meurt.

Le 11, Mathilde Schmitt, qui avait couché avec sa sœur, tombe malade; elle est transportée à l'hôpital, le même jour; elle y est traitée et guérie. La petite Charlotte, qu'allaitait la femme Schmitt, est remise, au moment où la mère est transportée à l'hôpital, à la femme Muller, qui demeure au plein-pied, afin qu'elle lui serve de nourrice. Au moment de la remise, Charlotte était atteinte de diarrhée et d'aphthes à la bouche, qui continuent jusqu'au 20 septembre. Ce jour-là, l'enfant est pris de froid violent, avec couleur bleuâtre, vomissemens et diarrhée. Le 21, on la baptise, et le 22, elle expire dans la chambre de Muller. Le même jour, à sept heures du soir, Charles Muller est atteint de vomissemens et de diarrhée, etc.; il est visité, comme les autres malades de la maison, par le docteur Jaffe, qui reconnaît le choléra : Charles meurt dans la maison, le 23, à quatre heures du matin. A cette dernière heure, Jules Muller est atteint de vomissemens et de diarrhée; il est transporté à l'hôpital, à huit heures du matin, et il meurt à quatre heures du soir. Louis Muller est aussi atteint de diarrhée, le 23 septembre, à quatre heures du matin; il est transporté à l'hôpital. Les symptômes du choléra se développent, et il meurt le 5 octobre, à six heures du matin, après avoir passé par l'état typheux.

La femme Muller est prise, le 24, de vomissemens et de diarrhée (son mari se plaint en même temps de borborygmes et de diarrhée). Le 25 au soir, elle est transportée à l'hôpital; les symptômes du choléra se développent; mais la malade s'est rétablie: son mari guérit spontanément.

Le petit enfant Muller, à la mamelle, a lui-même été pris de vomissemens et de diarrhée; il s'est rétabli à l'hôpital.

Enfin, dans la Juden-Strasse, n° 49, demeure, dans une cave mal aérée, et probablement humide, un marchand de lait nommé Sauer. Il a une femme et deux enfans; ils sont parens avec la famille Schmitt, du n° 4, Jüdenhof. Le 21 septembre, apprenant que la petite Charlotte Schmitt est très-malade, ils la font venir chez eux pour la baptiser; on lui enlève ses vieux habillemens pour lui en mettre des neufs, et on garde les vieux habits, ainsi que quelques hardes appartenant à la femme Schmitt, mais dont le mari leur avait fait présent.

Le 22 septembre, l'enfant cadet de Sauer, à la mamelle, tombe malade, atteint du choléra, et meurt. Le 23 septembre, à dix heures du matin, la femme Sauer tombe malade, avec les symptômes du choléra ; elle meurt à une heure après-midi. Enfin, le 25 septembre, le mari, Joseph Sauer, âgé de 30 ans, qu'on tenait séquestré dans sa cave, est atteint de diarrhée sans douleur, et d'anorexie ; le 26, le malaise continuait. Ce même jour, son fils aîné, Charles, âgé d'un an et demi, est aussi atteint de diarrhée ; le 29 septembre, ils étaient tous deux rétablis.

Négligeons, pour un instant, les réflexions que doit faire naître cette intéressante, mais effrayante observation, et continuons à exposer de nouveaux faits, qui semblent favorables au système de la contagion.

Le docteur Calow, âgé de 32 ans, avait la diarrhée, depuis dix ou douze jours, lorsque le choléra éclata dans Berlin. Il était persuadé que le choléra n'était pas contagieux. Assistant à l'autopsie d'un individu mort du choléra, il goûte le sang du ventricule droit du cœur ; le lendemain, en visitant plusieurs cholériques, il se frotte le front de la sueur d'un d'eux, et rentre chez lui, fatigué des soins qu'il venait de donner à un menuisier, malade du choléra. Le corps tout

en sueur, il se jette sur un canapé et s'endort.
A son réveil, la tête est lourde, le corps refroidi,
un malaise général profond se fait sentir. Bientôt
tous les symptômes du choléra se déclarent; le
docteur Calow meurt en peu d'heures.

Pendant que cet événement se passait, le maître
de la maison revient de la chasse aux canards;
il y était resté toute la journée, avait eu froid,
et avait conservé ses vêtemens mouillés. En entrant
chez lui, il apprend la maladie du docteur Calow;
la peur le saisit, et il s'enferme dans ses appartemens, lui et sa famille, mais sans avoir eu de
communication avec le malade, ni avec les personnes qui lui donnaient des soins.

Le lendemain, il tombe malade et meurt; sa
femme le suit de près; deux enfans, l'un âgé
de 9 ans et l'autre de 10, succombent immédiatement après; la servante tombe malade à
son tour, et elle guérit: nous l'avons vue convalescente à l'hôpital de M. Bœhr.

Pendant la maladie du docteur Calow, beaucoup
de personnes l'ont visité, l'ont touché; ces mêmes
personnes se sont répandues dans la ville, et
aucune d'elles n'a vu le choléra se développer
dans leur famille ou chez les personnes avec
qui elles avaient des relations intimes: l'exactitude de ces circonstances nous a été affirmée
par M. le docteur Casper.

La réapparition du choléra dans les maisons

où il s'est déjà développé, est encore un fait que les médecins contagionistes donnent en faveur des idées qu'ils défendent. Or, les exemples de ce genre se sont fréquemment montrés à Berlin; voici le résultat des recherches faites à ce sujet (1).

Depuis le 31 août jusqu'au 26 septembre 1831, le choléra a reparu dans les maisons où il s'était déjà montré,

65	fois après	1 jour.
34	....	2
23	....	3
16	....	4
11	....	5
7	....	6
3	....	7
2	....	8
0	....	9 (2)
2	....	10
5	....	11
2	....	12
3	....	13
1	....	18

Si le choléra attaque fréquemment, disent encore les partisans de la contagion, les personnes qui entourent ou donnent des soins assidus aux

---

(1) Ces recherches ont été faites par M. L. Blesson. — Voyez *Berliner Cholera-zeitung*, n° 5.

(2) Les cas de récidive, le neuvième jour, sont incertains ; il n'y en a pas eu les 14, 15, 16 et 17.

malades, il faudra bien admettre qu'il est contagieux; or, les faits observés à Berlin prouvent
que le choléra a souvent atteint les médecins et
les gardes-malades.

Dans l'hôpital de M. Bœhr, sur trois médecins
internes chargés du service de la maison, deux
ont eu le choléra. Sur dix gardes, six ont été
malades : trois femmes et trois hommes; l'un de
ces derniers est mort.

Dans l'hôpital de M. Casper, trois femmes
gardes-malades ont été atteintes du choléra; un
médecin interne en est mort, et un pharmacien
a été malade.

Dans l'hôpital de M. Romberg, les faits ont
encore parlé plus haut. Presque tout le monde
a été malade. M. Romberg, lui-même, a été atteint du choléra; les trois médecins internes ont
été plus ou moins indisposés; la plupart des infirmiers et infirmières ont éprouvé l'influence des
miasmes morbifères.

Tels sont les faits les plus importans, observés
à Berlin, et qui, selon les contagionistes, prouvent
l'exactitude de leur opinion.

Voici, maintenant, les faits que leur opposent
les médecins non-contagionistes, et les argumens
sur lesquels ils s'appuient pour repousser la doc-
trine de leurs adversaires.

Et d'abord, disent-ils, remarquez le développement et la marche de l'épidémie dans Berlin.

Dans la nuit du 29 août, un batelier meurt du choléra, près de Charlottenbourg. L'autorité prend les précautions les plus minutieuses pour empêcher toute communication, et, cependant, le lendemain, à deux heures du matin, un second batelier meurt du choléra, dans la ville même de Berlin. Le 30 août, un cordonnier succombe également à la même maladie; enfin, le choléra éclate bientôt dans tous les quartiers, et il n'est plus possible d'apprécier les circonstances qui environnent son développement.

Comment expliquer cette rapidité de communication? Peut-on admettre que tous ces individus ont eu des rapports entre eux? La supposition n'est pas admissible, puisqu'on voit que ces individus étaient séparés par de grandes distances. D'ailleurs, une difficulté se présente encore. Le batelier Wegener, mort le 29 août, n'aurait pu introduire le choléra dans Berlin, qu'en venant dans la ville : aucun renseignement n'indique qu'il y ait été; mais, en admettant le fait comme démontré, ce serait alors dans ses vêtemens qu'il aurait apporté le germe du choléra. Mais que devient cette supposition, lorsqu'on sait que les médecins qui visitaient journellement les hôpitaux, touchaient les malades, ouvraient les cadavres, sortaient des établissemens destinés aux cholériques, se répandaient dans la ville et se mettaient en communication avec tous les ha-

bitans, sans subir de quarantaines, sans changer
de vêtemens, et, très-souvent, sans se fumiger,
quoique, pour la forme, on dût, avant de sortir,
se purifier par le chlore ? Certes, ces circonstances
étaient favorables pour la contagion, puisque, tous
les jours, cinquante à soixante personnes venaient
dans les hôpitaux et en sortaient. Et, cependant,
on ne cite pas un seul exemple qui tendrait à
faire croire que le choléra ait jamais été communiqué de cette manière. Un médecin contagioniste,
il est vrai, nous avait rapporté un fait contraire
à l'assertion que nous venons d'émettre ; nous
avons voulu le constater aussitôt, et nous avons
trouvé qu'il était complettement faux.

A côté de ces faits généraux, voici quelques
observations particulières qui viennent appuyer
l'opinion des médecins non-contagionistes.

M. Kruger, professeur au gymnase de Joachim-
sthall, avait habité la campagne, avec sa famille,
une grande partie de l'été. Il rentre à Berlin,
dans les premiers jours du mois d'août, un mois,
à-peu-près, avant l'apparition du choléra, et il
s'enferme dans ses appartemens, où il prend les
plus grandes précautions pour éviter toute communication suspecte.

Le 4 octobre, on lave les chambres à coucher ;
le lendemain, toute la famille, excepté un enfant
de onze mois, sévré depuis deux, mange du
melon.

Dans la nuit, cet enfant est pris, tout-à-coup, de vomissemens et de diarrhée. Tous les accidens du choléra se déclarent et marchent avec une grande rapidité : l'enfant meurt, huit heures après l'apparition des premiers symptômes de la maladie.

Le lendemain, un garçon de 7 ans tombe malade dans la matinée : les accidens du choléra se manifestent; l'enfant meurt à neuf heures du soir.

Le lendemain de la mort de cet enfant, la mère et un enfant de 3 ans sont pris du choléra, et meurent après onze heures de maladie.

Le père n'a rien éprouvé; mais un dernier enfant, rachitique, d'une très-faible constitution, a ressenti quelques légers prodrômes du choléra; ils se sont promptement dissipés.

Voici des observations plus remarquables, et, surtout, plus concluantes.

Le palais de Charlottenbourg, distant de Berlin de deux lieues environ, avait été complétement cerné; toutes les communications étaient interceptées, et l'on ne pouvait en approcher qu'à la distance de dix pieds. Malgré cet isolement, fidèlement observé, une femme, chargée de faire les lits dans le palais, tombe malade du choléra, et meurt le 10 octobre. Ce fait nous a été affirmé par M. l'inspecteur en chef de la police de Berlin.

L'amour maternel, poussé jusqu'à l'égarement,

nous offre plusieurs traits qui semblent surpasser ce que les épidémies nous avaient, jusqu'ici, montré d'étonnant et de pénible.

Une femme, qui nourrissait un enfant de 6 mois, tombe malade du choléra. Malgré les plus vives instances, elle ne voulut pas se séparer de cet être malheureux; elle meurt dans la nuit, et, le lendemain, l'on trouva l'enfant suçant le sein du cadavre de sa mère. L'enfant n'éprouva aucun dérangement dans sa santé.

Ce fait a été observé, à Radomsk, par le docteur Pulst.

Deux observations semblables nous ont été communiquées par le docteur Hardeyg, qui les avait recueillies à Posen. La première de ces femmes, nommée Beille Hirsch, juive, âgée de 3o ans, tomba malade le 19 août 1831; elle était convalescente le 24.

La seconde, appelée Rosina Balzaczki, âgée de 36 ans, fut atteinte du choléra le 2 septembre; elle mourut le 4.

Dans les deux cas, les enfans n'ont pas quitté la mamelle, et ils n'ont pas éprouvé la moindre atteinte du choléra.

Enfin, comme pour fournir toute espèce de preuves, je me suis fortement blessé au pouce gauche, en faisant l'ouverture d'un cadavre. La scie dont je me servais pour ouvrir le crâne, a glissé et a divisé les tissus du doigt, jusqu'à l'os.

Le jour précédent, je m'étais enfoncé, sans le vouloir, dans le petit doigt de la main droite, la pointe d'une lancette chargée du sang d'un homme qu'on venait de saigner. Jamais inoculation ne fut plus complète et plus réelle, et, cependant, sans prendre aucune précaution, il n'en résulta aucun dérangement de la santé.

Nous venons de présenter, avec impartialité, des faits recueillis consciencieusement. Nous les livrons, sans commentaire, au jugement du lecteur; il y puisera des argumens pour soutenir le système qui lui paraît le plus vraisemblable.

Pour nous, voici l'opinion que nous nous sommes formée, en analysant la valeur de chaque fait.

L'observation recueillie par M. Gosse paraît, sans doute, très-favorable au système des contagionistes. Quelle suite d'événemens funestes et comme liés entre eux! On croit voir le poison mortel transmis par chaque malade, et ne s'épuiser que lorsqu'il ne reste plus de victimes à frapper. Cependant, en examinant les circonstances au milieu desquelles le choléra s'est propagé, nous voyons une misère profonde, une alimentation incomplette et malsaine, une habitation insalubre, enfin, nous trouvons toutes les causes reconnues favorables au développement de la maladie. Aussi, au lieu de contagion, peut-on fort bien admettre que les accidens ne se sont montrés presque simultanément chez tous, que parce que la cause

morbifère agissait à la fois chez chacun d'eux.
Cette opinion, que beaucoup d'autres considérations
pourraient appuyer, nous paraît la plus probable.

L'observation du docteur Calow ne nous semble
pas plus concluante en faveur du système des
contagionistes. Nous voyons bien, il est vrai, ce
médecin exécuter des expériences repoussantes,
visiter des malades et contracter bientôt le choléra;
mais il faut aussi remarquer que le docteur Calow
avait la diarrhée depuis douze ou quinze jours,
qu'il s'était refroidi, étant en sueur et après une
fatigue excessive; circonstances qui suffisent seules
pour produire le choléra.

La réapparition fréquente du choléra, dans les
maisons où il s'était déjà montré, se conçoit
facilement, puisque ces maisons présentaient des
dispositions locales qui favorisent l'apparition de
la maladie.

Tous ces faits, à nos yeux, ne prouvent pas la
contagion.

Mais comment expliquer la fréquence du choléra chez les personnes qui visitent assiduement
les malades ou qui vivent constamment avec eux?.
Ici, il faut en convenir, l'influence d'une cause
délétère se fait cruellement sentir, et l'on ne saurait
la nier, lorsqu'on voit six gardes, sur dix, tomber
malades, et presque tous les médecins et infirmiers d'un autre hôpital éprouver le même sort:
ces exemples prouvent donc que la fréquenta-

tion des hôpitaux ou le séjour prolongé dans des lieux qui renferment des individus attaqués du choléra, suffit pour faire naître la maladie. Il y a donc *contagion?* non : le mode de transmission que nous venons d'établir se nomme *infection*; c'est-à-dire, que les miasmes morbifères n'ont pu exercer leur action, qu'en s'introduisant dans les poumons par voie de la respiration. Pour qu'il y eût *contagion*, il faudrait que la maladie se transmît par le contact immédiat; ainsi, l'on verrait le choléra se développer pour avoir touché des malades ou avoir porté des vêtemens, et autres substances inertes, imprégnées de miasmes produits par la maladie : c'est de cette manière que se communique la gale, la variole, etc. Il n'existe point d'exemple de semblable propagation du choléra dans Berlin.

Cette discussion n'est point une question de mots : des mesures sanitaires fort différentes sont les conséquences de l'adoption de l'une ou de l'autre de ces deux opinions (1).

Nous admettons donc que le choléra peut se transmettre par infection; mais ce n'est pas la seule cause du développement de cette redoutable maladie. Comment, en effet, expliquerait-on le développement du choléra, chez les personnes qui

____

(1) Cette importante question est traitée, avec les développemens qu'elle exige, dans l'*Histoire médicale et topographique du Choléra-morbus* (page 56), que j'ai publiée en 1831.

vivent sequestrées dans leurs appartemens, et qui n'ont aucune communication avec les personnes étrangères. L'observation de cette femme morte dans le palais du Roi, est un fait qu'il n'est pas possible d'attribuer à *l'infection*. Cet exemple, et plusieurs autres fort analogues, nous conduisent à admettre la présence, dans l'atmosphère, d'une cause inconnue et insaisissable, qui n'attend plus qu'un concours de circonstances favorables pour faire naître le choléra.

Ce n'est qu'ainsi que nous paraît s'expliquer ce changement extraordinaire survenu dans notre organisme, changement qui transforme rapidement en choléra, un excès de table, qui n'eût produit, dans un temps ordinaire, qu'une gastrite ou une indigestion.

Ce qui peut encore confirmer cette opinion, c'est que, pendant une épidémie de choléra, un grand nombre de personnes ressentent en elles des sensations inaccoutumées; douleurs dans les membres, crampes passagères, coliques, diarrhée légère, pesanteur de tête, etc.

Ces faits et ces considérations nous conduisent donc à penser que le choléra se transmet de deux manières : 1° par une influence atmosphérique inconnue; 2° par infection.

FIN.

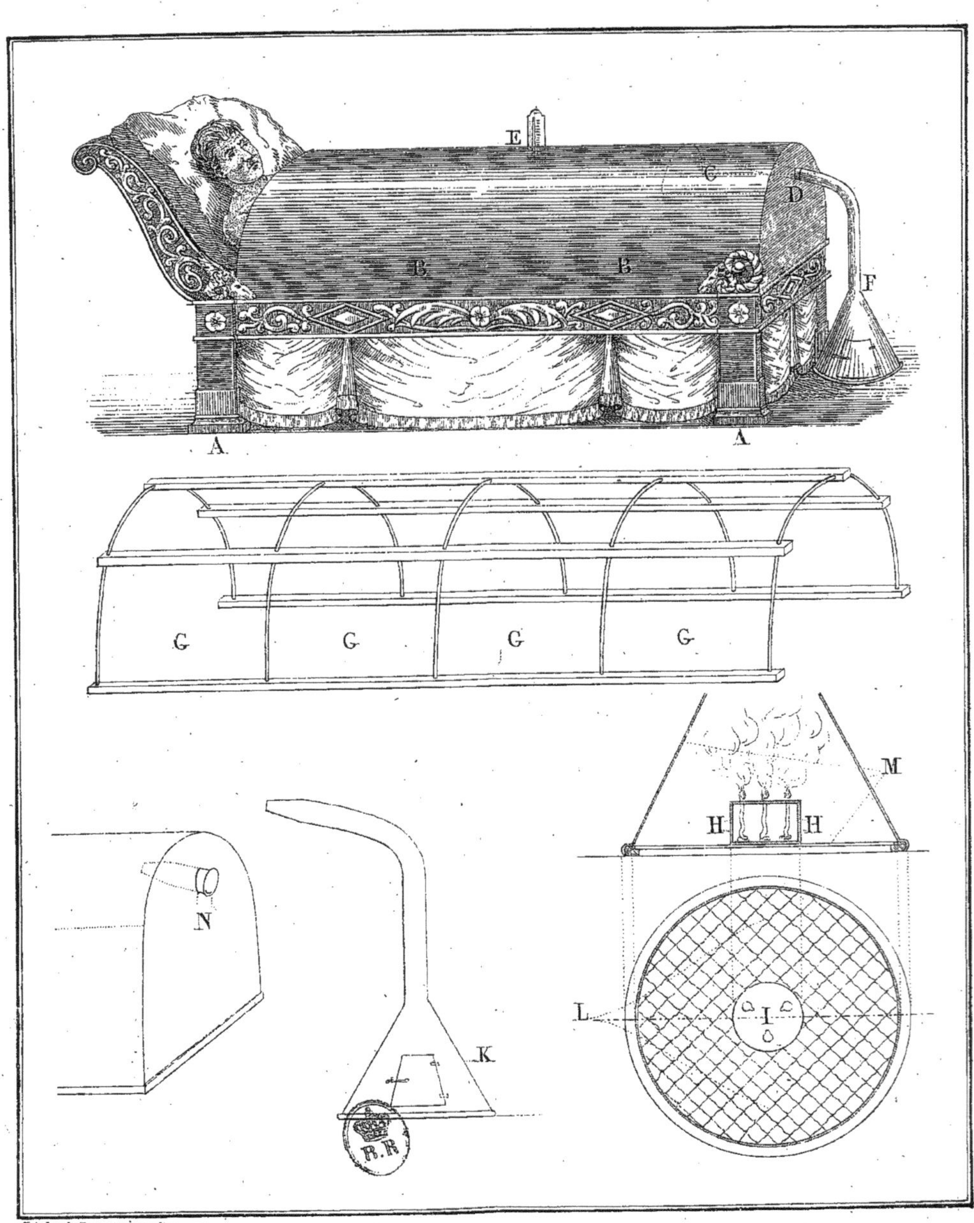

Lith. de Dupuy à metz.